Plantas Medicinais
Uso, orientações e precauções

Thieme Revinter

Plantas Medicinais
Uso, orientações e precauções

Dr. José Caetano Tavares

Terceira Edição

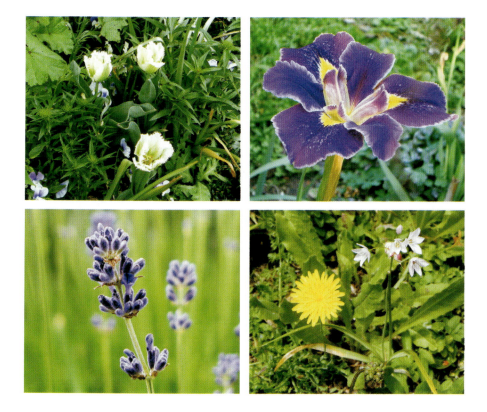

Thieme
Rio de Janeiro • Stuttgart • New York • Delhi

Dados Internacionais de Catalogação na Publicação (CIP)

T231p
Tavares, José Caetano
  Planas Medicinais: Uso, orientações e precauções/José Caetano Tavares – 3. Ed. – Rio de Janeiro – RJ: Thieme Revinter Publicações, 2018.
  280 p.: 15,8 x 23 cm.
  Inclui Bibliografia de apoio, Sumário do nome científico das plantas medicinais e Índice do nome científico das pomadas.
  ISBN 978-85-67661-75-9
  1. Plantas Medicinais. 2. Tratamento Fitoterápico. 3. Saúde. I. Título.

CDD: 615.321
CDU: 633.8

Contato com o autor:
dr_jctavares@hotmail.com

Nota: O conhecimento médico está em constante evolução. À medida que a pesquisa e a experiência clínica ampliam o nosso saber, pode ser necessário alterar os métodos de tratamento e medicação. Os autores e editores deste material consultaram fontes tidas como confiáveis, a fim de fornecer informações completas e de acordo com os padrões aceitos no momento da publicação. No entanto, em vista da possibilidade de erro humano por parte dos autores, dos editores ou da casa editorial que traz à luz este trabalho, ou ainda de alterações no conhecimento médico, nem os autores, nem os editores, nem a casa editorial, nem qualquer outra parte que se tenha envolvido na elaboração deste material garantem que as informações aqui contidas sejam totalmente precisas ou completas; tampouco se responsabilizam por quaisquer erros ou omissões ou pelos resultados obtidos em consequência do uso de tais informações. É aconselhável que os leitores confirmem em outras fontes as informações aqui contidas. Sugere-se, por exemplo, que verifiquem a bula de cada medicamento que pretendam administrar, a fim de certificar-se de que as informações contidas nesta publicação são precisas e de que não houve mudanças na dose recomendada ou nas contraindicações. Esta recomendação é especialmente importante no caso de medicamentos novos ou pouco utilizados. Alguns dos nomes de produtos, patentes e *design* a que nos referimos neste livro são, na verdade, marcas registradas ou nomes protegidos pela legislação referente à propriedade intelectual, ainda que nem sempre o texto faça menção específica a esse fato. Portanto, a ocorrência de um nome sem a designação de sua propriedade não deve ser interpretada como uma indicação, por parte da editora, de que ele se encontra em domínio público.

© 2018 Thieme Revinter Publicações Ltda.
Rua do Matoso, 170, Tijuca
20270-135, Rio de Janeiro – RJ, Brasil
http://www.ThiemeRevinter.com.br

Thieme Medical Publishers
http://www.thieme.com
Capa: Thieme Revinter Publicações

Impresso no Brasil por Zit Gráfica e Editora Ltda.
5 4 3 2 1
ISBN 978-85-67661-75-9

Todos os direitos reservados. Nenhuma parte desta publicação poderá ser reproduzida ou transmitida por nenhum meio, impresso, eletrônico ou mecânico, incluindo fotocópia, gravação ou qualquer outro tipo de sistema de armazenamento e transmissão de informação, sem prévia autorização por escrito.

Apresentação do Autor

O doutor José Caetano Tavares é graduado em Medicina Homeopática pela Fundación FUNHOMEDIK, com convalidação[1] pela Universidad Metropolitana, Cidade Guayaquil, Equador; em Teologia, pela Faculdade de Teologia Filadélfia; em Filosofia, pela Universidade Federal de Santa Catarina; em Ciências Biológicas, pela Universidade do Oeste de Santa Catarina; e em Nutrição, pelo Centro Universitário Estácio de Santa Catarina.

Possui Título de Especialista em *Biologia* com área de concentração em citologia/citopatologia; em *Ensino de Ciências Biológicas*; e em *Plantas Medicinais: Uso, Manejo e Manipulação*. Possui também, Título de Doutor em *Filosofia Cristã*; em *Estudos Eclesiásticos*; e em *Filosofia da Educação*; e grau de Doutor em Microbiologia e Imunologia.

No Brasil, participou como palestrante dos seguintes eventos:
- I e II Congresso Mineiro de Reforma Pró-Saúde, como orador oficial. Belo Horizonte, Minas Gerais;
- Primeiro Simpósio Nacional de Medicinas Alternativas Naturais, com o tema: *A Ciência Fitoterápica*. Belo Horizonte, Minas Gerais;
- Primeiro Congresso de Terapeutas Naturistas do Nordeste, com o tema: *O Poder Curativo das Plantas*. Salvador, Bahia;
- Terceiro Congresso de Medicinas Naturistas do Paraná, com o tema: *A Importância da Alimentação para a Recuperação da Saúde*. Curitiba, Paraná; e
- Primeiro Congresso de Homeopatia e Medicina Ortomolecular do Sudeste, com o tema: *Os Resultados Surpreendentes da Homeopatia no Tratamento da Epilepsia*. São Paulo.

No exterior participou de vários eventos, como congressos, simpósios, colóquios e seminários. Entre eles, destacam-se:
- I Congresso Interamericano de Medicinas Alternativas Naturais, com o tema: *A Importância da Fitoterapia nas Doenças Uterinas*, 1987. La Paz, Bolívia.
- III Congresso Continental Americano de Medicinas Complementares, como assistente, 1991. Santiago de Cali, Colômbia.
- XV Cumbre Iberoamericana de Educación y X Cátedras Magistrales, com o tema: *Educación para La Salud: La Nutrición y su Importancia en la Educación*, 2014. Puebla, México.
- V Simposium de Salud AMES – Congreso Internacional de Médico Científico, com o tema: *Hypericum Perforatum na Hérnia de Disco*, 2016. Santa Cruz de la Sierra, Bolívia.
- VII Simposium Mundial de Ciencias de La Salud, com o tema: *Anemia Megaloblastica y sus Factores de Riescos*, 2017. Santa Cruz de la Sierra, Bolívia.

---

[1] E aval do Colégio de Médicos de Guayas, Órgão da Federação Médica Equatoriana.

Ministrou a oficina, *A Saúde do Profissional da Educação e seus Cuidados*, no IV Seminário Microrregional de Educação Municipal promovido pela Universidade do Oeste de Santa Catarina; e palestra na Universidad Maimónides para os estudantes do curso de farmácia sobre Fitomedicamentos. Buenos Aires, Argentina.

Recebeu as seguintes premiações:

- troféu: IX ACTO DE INVESTIDURA MUNDIAL DA ORDEM (Prémio Internacional a la Calidad Educativa), conferido pela Honorable Academia Mundial de Educación, na XIV Cumbre Iberoamericana de Educación y IX Cátedras Magistrales, 2013. Lima, Peru;
- título honorífico: WORLD LEADER IN MEDICAL SCIENCES FOR THE BENEFIT OF MANKIND, no V Simposium de Salud AMES – Congreso Internacional de Médico Científico, 2016. Santa Cruz de la Sierra, Bolívia;
- troféu: AWARD FOR BEST OF INVESTIGATION WORK, no V Simposium de Salud AMES – Congreso Internacional de Médico Científico, 2016. Santa Cruz de la Sierra, Bolívia; e
- troféu: MAXIMUM LEADER OF EXCELLENCE IN HEALTH, no V Simposium de Salud AMES – Congreso Internacional de Médico Científico, 2016. Santa Cruz de la Sierra, Bolívia.

Foi o primeiro estrangeiro a ser recebido como membro na Sociedad Argentina de Biología.

Atualmente é membro da Sociedad Latinoamericana de Genética Forense; Sociedad Argentina de Biología; e da Sociedade Brasileira de Microbiologia.

Autor de vários livros; atualmente atua como cientista em biologia médica do Centro Brasileiro de Pesquisa Científica – CEBRAPEC; diretor da Clínica de Terapia Nutricional Dr. Tavares; e Reitor da Academia Interamericana de Ciências Médicas.

Dr. Guadalupe Chávez Torres
Secretário Geral
Asociación Mundial para la Excelencia de la Salud

Dedicatória

Ao Dr. Luís Felipe Bellintani Ribeiro, professor da Universidade Federal Fluminense, que contribuiu nos meus conhecimentos gramaticais, ao fazermos reflexões com leitura de textos filosóficos em grego. Conhecimentos que levarei por toda a minha vida.

Prefácio

Conheci José Caetano Tavares no curso de Graduação em Filosofia da Universidade Federal de Santa Catarina, e tive o prazer e a honra de discutir algumas questões bioéticas de seu trabalho. Deixarei de lado a apresentação detalhada sobre a sua esmerada formação como cientista, suas atividades como biólogo, seus estudos em microbiologia e as consequentes aplicações em farmacologia etc. e salientarei o aspecto da sensibilidade moral do autor para a discussão do uso e manipulação de plantas para fins medicinais. Julgo que a maioria dos leitores desconhece esse traço do autor e da sua obra que é fundamental para o bom entendimento e apreciação do seu trabalho.

Há, na história da ética médica, uma tradição bem consolidada, derivada do juramento hipocrático, de contrabalançar os princípios da beneficência (o dever de fazer o bem ao paciente, restituir-lhe a saúde, prevenir doenças etc.) e da não maleficência (*primum non nocere*, ou seja, de não causar dano). O equilíbrio na vida moral entre esses princípios é delicado (assim como é o equilíbrio biodinâmico do corpo), pois pequenos danos se justificam se há uma grande probabilidade de se produzir um bem maior. Mas, sabe-se, também, que uma mesma substância pode ser, dependendo da dose, veneno ou remédio. Na arte médica, portanto, é necessário tanto conhecimento científico e técnico quanto virtudes morais para aplicar tais princípios e atingir a sua finalidade principal.

A relevância do trabalho de José Caetano Tavares não reside apenas nos seus estudos científicos, mas fundamentalmente na sua sensibilidade moral para a discussão séria dos benefícios e malefícios dos usos de plantas não somente para a cura de doenças, mas também para fins preventivos, ou seja, na sua visão global da integralidade do corpo humano e de suas relações com um meio ambiente saudável. Há, pelo que podemos perceber, um elemento pioneiro de esclarecimento daquilo que realmente traz benefícios e daquilo que se constituiu em malefício no uso de plantas para fins medicinais no trabalho do autor.

Esse trabalho informativo feito pelo autor da presente obra é fundamental para equilibrar a tradição ética hipocrática com uma moral moderna, baseada em direitos pessoais para decidir o que é bom ou mau para o indivíduo. Nesse sentido, o surgimento do princípio do respeito pela autonomia do paciente na contemporaneidade é tão fundamental quanto os outros pilares da ética médica clássica. Assim, os estudos de José Caetano Tavares não apenas contribuem para o equilíbrio biodinâmico do corpo e do meio ambiente, mas também para o equilíbrio dos princípios da beneficência (e não maleficência) com o princípio do respeito pela autonomia do paciente.

É exatamente esse que constitui o valor moral (para além do valor científico) do trabalho que o leitor tem agora em mãos: há uma pressuposição bioética de contraposição de princípios morais que guia a utilização do conhecimento científico produzindo não apenas equilíbrio biológico, mas também moral.

Dr. Darlei Dall'Agnol
Professor da Universidade Federal de Santa Catarina

Introdução

A Medicina Natural é uma forma de vida que tem como objetivo não somente a cura das doenças pelos meios terapêuticos da natureza, mas, principalmente, a manutenção do equilíbrio biodinâmico do corpo, funcionando, assim, também, como uma medicina preventiva. É vitalista em sua atuação, isto é, vitaliza o corpo para que este reencontre o equilíbrio.

A ecologia trata do estudo das relações existentes entre os seres vivos e o seu meio ambiente. Não se trata de mera coincidência o estudo tão divulgado nessa área. Veremos, no decorrer do texto, uma relação ampla e íntima da ecologia e as doenças.

Biólogos, farmacêuticos, médicos, agrônomos, ecologistas, nutricionistas, químicos, toxicólogos e muitos outros profissionais têm feito há alguns anos ecoar suas vozes em mensagens profundas, verdadeiras e decisivas que relacionam a origem das doenças com a agressão ambiental.

Inúmeros esforços e progressos têm feito a ciência médica progredir no diagnóstico e tratamento das doenças agudas. Deve-se isso ao avanço tecnológico atingido nas técnicas laboratoriais e nos tratamentos das urgências clínicas. Porém, aqui nos deteremos para avaliar a falta de cura das doenças crônicas. Inúmeras pessoas atravessam a vida suportando o fardo pesado das doenças crônicas, congênitas e hereditárias, muitas vezes não tendo a medicina não somente a cura definitiva, mas, também, o total desconhecimento de sua origem, estando nessa falta de conhecimento sua total incapacidade de curar. Não se pode recuperar algo sem o prévio conhecimento de sua origem. Sendo assim, existem hoje a nossa disposição múltiplos medicamentos voltados para os sintomas de inúmeras doenças crônicas. Sabemos, entretanto, que jamais serão curadas.

Toda essa falta de conhecimento está alicerçada na grande e exaustiva conduta do profissional de saúde em tentar encontrar no próprio indivíduo a causa de suas doenças. Técnicas laboratoriais sofisticadas e equipamentos médicos de última geração invadem o corpo humano, minuciosamente, à procura de alterações orgânicas que desvendem a etiologia das doenças. Outrossim, tentam responsabilizar o agente infeccioso pelas doenças infectocontagiosas ou não, esquecendo-se de que a presença destes nunca acarretará doença sem o meio propício para o seu desenvolvimento, pois como bem disse o famoso cientista Louis Pauster: "o germe só se desenvolve em terreno fértil". Não é no ser humano que a encontraremos, mas no meio ambiente, total e intensamente poluído e devastado por sua própria ação.

Hoje, já é possível ouvir mensagens acusando o grande desequilíbrio ambiental como originador de alterações profundas, capazes de quebrar o equilíbrio biodinâmico do organismo, originando a doença.

Encontramos, na poluição do ar, da água, da terra, na desvitalização dos alimentos, na introdução de aditivos químicos alimentares, no uso de meios diagnósticos invasivos e potencialmente perigosos e na terapêutica agressiva dos medicamentos químicos, os principais agressores do ser humano que, lenta mas seguramente, vão destruindo a defesa orgânica e lançando a semente de inúmeras doenças.

Uma alimentação adequada isenta de produtos sintéticos, o sábio uso da água e do ar, livres de impurezas e substâncias tóxicas, o adequado uso do sol e o emprego de plantas medicinais na cura das doenças trarão o equilíbrio vital tão necessário para a saúde física e mental. Proporcionarão ao organismo a energia vital que lhe restaurará as energias bloqueadas, deixando ao poder curativo da natureza a responsabilidade da cura, com a certeza de que esta, sabiamente, desempenhará sua função na restauração da saúde.

Desde os tempos antigos, acreditava-se que as plantas tinham poder de cura. No livro de Ezequiel 47:12 encontra-se a seguinte citação: *E junto do ribeiro, à sua margem, de uma e de outra banda, subirá toda a sorte de árvore que dá fruto para se comer; não cairá a sua folha, nem perecerá o seu fruto. Nos seus meses produzirá novos frutos, porque as suas águas saem do santuário; e o seu fruto servirá de alimento e as suas folhas de remédio.*

Sumário

1 O Valor Terapêutico das Plantas Medicinais. 1

2 As Indicações Terapêuticas das Plantas Medicinais 7

3 As Indicações Terapêuticas de Cremes 199

As Terminações Taxonômicas 245

Indicação de Uso em Forma de Chá 247

Secretaria de Estado de Saúde do Estado do Rio de Janeiro 249

Lista de Fitoterápicos por Indicação Médica 251

Bibliografia de Apoio 255

Sumário do Nome Científico das Plantas Medicinais 257

Índice do Nome Científico dos Cremes 263

Plantas Medicinais
Uso, orientações e precauções

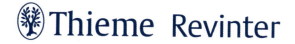

1

O Valor Terapêutico das Plantas Medicinais

A Medicina Natural tem como objetivo a prevenção das doenças por meio do respeito às leis básicas da natureza e a cura das doenças pela remoção das suas causas, tornando o organismo apto para defender-se, usando unicamente os recursos naturais. Entre eles cita-se a nutroterapia, a eoloterapia, a helioterapia, a hidroterapia, a geoterapia, a fitoterapia e a homeopatia, entre outros.

Neste capítulo será mencionado o valor terapêutico da fitoterapia, ciência que emprega o uso de plantas no tratamento das doenças.

Para melhor explanação do assunto, alguns princípios precisam ser abordados para a melhor compreensão das bases terapêuticas da fitoterapia. Inicialmente serão tratados alguns pontos introdutórios sobre a história da farmacologia, ciência que estuda a natureza e as propriedades dos fármacos, particularmente sua ação.

O livro *Microbiologia e Farmacologia Simplificada* faz uma abordagem da ação dos antimicrobianos semissintéticos ou sintéticos usados no tratamento das doenças infecciosas e dos inúmeros medicamentos químicos, utilizados no controle sintomático das doenças não infecciosas.

Há algum tempo, ao médico era essencial ter um amplo conhecimento de botânica, visto precisar selecionar convenientemente as plantas, a partir das quais tinha que elaborar suas próprias preparações brutas medicinais.

Os medicamentos primitivos eram pós, sucos ou extratos crus de fontes animais, vegetais e minerais. Gradualmente, devido aos progressos da química, da fisiologia, da bioquímica e da farmacologia, que permitiram o isolamento, a purificação e a identificação dos seus constituintes ativos, iniciaram-se os trabalhos para a preparação de substâncias quimicamente relacionadas.

Atualmente, poucas são as substâncias medicamentosas obtidas a partir de fontes naturais, sendo que, entre as poucas obtidas naturalmente, na maioria das vezes, o processo químico pelo qual passam na tentativa de purificação ou padronização torna-as praticamente idênticas aos análogos sintéticos. Isto fez com que os interesses dos médicos na farmacognosia, ciência dos fármacos *in natura*, isto é, antes de sofrerem qualquer manipulação, fossem limitados, estando, hoje, este conhecimento destinado ao farmacêutico. Entretanto, cabe ao médico, que por fim indicará o uso dos medicamentos, o completo domínio do comportamento da substância no organismo humano. Munido deste conhecimento, seu trabalho não só seria mais eficaz no sentido do controle da doença tratada, como na prevenção dos muitos efeitos colaterais e tóxicos, provenientes do uso de medicamentos químicos e grandemente aumentados pelo mau uso dos mesmos.

Como é sabido, o uso das substâncias químicas utilizadas são responsáveis por inúmeras alterações fisiológicas, que resultam em diversas doenças, muitas vezes, mais incapacitantes do que a própria patologia, que deu início ao seu uso, quando não fatais. Conclui-se, assim, que seu uso deveria ser completamente desencorajado, pois seu emprego constitui um dos pilares da degenerescência física do ser humano. Esta certeza pode ser amplamente vista no livro *Remédios Perigosos*, que descreveu detalhadamente a ação nociva dos principais medicamentos utilizados na atualidade.

Argumenta-se, a partir deste instante, o mecanismo de ação dos antimicrobianos utilizados na terapêutica das doenças infecciosas. Sabe-se que, para ter valor no tratamento da doença infecciosa, o agente antimicrobiano deve atuar sobre os micro-organismos invasores, sem lesar gravemente as células do hospedeiro. Entretanto, isso, até o momento, não foi conseguido pelo uso dos antimicrobianos, havendo apenas pequenas diferenças entre os efeitos colaterais e tóxicos causados pelas diversas substâncias.

O principal resultado da atividade antimicrobiana consiste no atraso da velocidade de crescimento dos micro-organismos[1], propriedade denominada de atividade bacteriostática. Algumas substâncias, em concentrações elevadas, podem destruir os micro-organismos, passando a receber a denominação de substâncias bactericidas. No entanto, deve-se ressaltar que mesmo os agentes antimicrobianos mais poderosos não curam a infecção unicamente em virtude de sua atividade contra o micro-organismo responsável, sendo necessária, até para antimicrobianos bactericidas, a intervenção eficaz de vários mecanismos humorais e celulares de defesa do hospedeiro, ciência que se encontra no domínio da imunologia.

Designa-se por imunologia a ciência que estuda os mecanismos específicos e intrínsecos do sistema imunológico, pelos quais os tecidos vivos reagem a material biológico estranho, seja ele vírus, bactéria, fungo ou qualquer micro-organismo agressor interno ou externo ou ainda antígenos do próprio indivíduo, caracterizando este último as doenças autoimunes. Como resultado dessa ação, pode ter aumento de resistência ou imunidade, ou acarretar reatividade aumentada e exagerada, que pode ser lesiva ao hospedeiro, como na alergia.

A competência imunológica é o mecanismo mais importante, se não o responsável, pela resistência do hospedeiro frente à constante invasão parasitária a que se encontra submetido, mantendo o equilíbrio dinâmico entre o hospedeiro e o parasito. Em contrapartida, distúrbios inerentes ao sistema imunológico seriam também responsáveis pelas doenças autoimunes, advindas da sensibilização do organismo a produtos autóctones, ou seja, produtos formados ou originados no próprio organismo, como células, tecidos e estruturas, que passam a ser reconhecidos como substâncias estranhas e consequentementedestruídos. Nestes casos é necessário o uso de agentes imunossupressores, para eliminar ou reduzir as reações imunológicas, substâncias também utilizadas nos transplantes com a finalidade de propiciar a aceitação de tecidos estranhos ao hospedeiro.

Basicamente, duas respostas imunológicas são produzidas pelo organismo ao entrar em contato com um antígeno, o que teoricamente inclui qualquer substância com a capacidade de determinar reação imunológica com consequente produção de anticorpo, substância capaz de reagir contra os mesmos.

- A primeira, denominada *imunidade humoral*, consiste na síntese e na liberação de anticorpos livres no sangue e outros líquidos orgânicos, responsáveis pela neutralização de toxinas, facilitação da fagocitose e ativação de outros sistemas homeostáti-

---

[1]Designação comum aos organismos microscópicos, como, por exemplo, bactérias, vírus, protozoários e algumas espécies de fungos.

cos. Compreende a ação das imunoglobulinas, dos macrófagos e neutrófilos, dos eosinófilos, e do sistema de complemento.
- A segunda, denominada *imunidade celular*, consiste na produção de linfócitos sensibilizados, responsáveis pela liberação de fatores ativos no processo imunitário. Compreende o reconhecimento dos antígenos encontrados pela célula linfoide circulante e liberação de mediadores farmacológicos, responsáveis pela ativação de linfócitos e macrófagos contra a célula-alvo, seja ela bactéria, toxina ou mesmo tecido do próprio indivíduo.

Conclui-se, assim, que o mais importante dos fatores determinantes da eficácia terapêutica dos agentes antimicrobianos seja o estado funcional dos mecanismos de defesa do hospedeiro. A inadequação de um dos fatores envolvidos nos fenômenos humorais ou celulares, atuando independentemente ou em combinações variáveis, pode causar insucesso terapêutico, mesmo que se usem substâncias que, em outras condições, são apropriadas e eficazes. Associam-se às doenças responsáveis pelos distúrbios imunológicos algumas das substâncias utilizadas no seu tratamento, que podem aumentar as dificuldades em função de suas propriedades imunossupressoras.

Contudo, frequentemente esquece-se de que a atividade normal dos mecanismos de defesa constitui um requisito absoluto para a eficácia terapêutica de todos os agentes antimicrobianos. Sabe-se inclusive que mesmo os antimicrobianos bactericidas necessitam da atividade complementar dos mecanismos de defesa para erradicar as bactérias. Se assim não fosse, seu uso teria êxito no tratamento de doenças infecciosas em indivíduos imunologicamente comprometidos.

Importante fator, observado no tratamento de inúmeras doenças não infecciosas, consiste no uso de medicamentos químicos sintomáticos, ou seja, substâncias que atuam anulando os sintomas apresentados pelas doenças e não removendo suas causas. Observa-se claramente esses princípios no uso de substâncias com propriedades analgésicas, antitérmicas e anti-inflamatórias que, por meio de suas ações farmacológicas, impedem a formação dos fatores responsáveis pela presença dos sintomas apresentados pelas doenças, sempre acompanhados dos inúmeros efeitos colaterais e tóxicos que se sobrepõem ao seu uso, além de não remover as causas que levaram ao seu aparecimento.

A partir desses conhecimentos, torna-se mais fácil entender os princípios básicos da fitoterapia, que se fundamentam principalmente na neutralização das substâncias tóxicas e efeitos tóxicos sobrepostos às estruturas celulares e na regularização da fisiologia celular, por meio do estímulo das defesas imunológicas e da vitalização orgânica ao propiciar às suas células, tecidos e órgãos os fatores necessários às suas defesas e que serão responsáveis pelo regresso à fisiologia orgânica.

A fitoterapia é o uso adequado e correto das plantas no tratamento das doenças que, a partir de substâncias ativas extraídas de suas folhas, flores, raízes, caules, sementes e frutos, têm a propriedade de restaurar a função fisiológica do organismo.

Ao originar a doença, os elementos tóxicos, advindos principalmente das drogas químicas e dos alimentos impróprios e industrializados, são responsáveis por alterações metabólicas, desvitalizando as células e tornando-as inapropriadas ao desempenho das suas funções.

A curto ou a longo prazo, dependendo da natureza dos elementos estranhos que continuamente entram em contato com o organismo humano, a falência celular, tecidual e posteriormente do órgão prejudicado, interferirão em todo o organismo que inicialmente tenta, por meio de inúmeras adaptações, manter o funcionamento orgânico. Porém, a manutenção da agressão ou agressões posteriores resulta na falência global, muitas vezes pegando o indivíduo de surpresa, pois os reclamos mínimos, representados por sintomas inespecíficos, foram abortados pelo uso de medicamentos químicos sintomáticos, sem serem investigados quanto à natureza de sua origem.

Uma abordagem científica das plantas fornece dados imprescindíveis à compreensão do seu mecanismo de cura.

- Primeiro, o emprego de plantas medicinais, excluindo-se, assim, as venenosas, fornecem substâncias ativas e eficazes, que jamais irão determinar efeitos nocivos ou tóxicos, desde que empregadas corretamente;
- segundo, apesar de inúmeras delas possuírem princípios ativos bactericidas, sua principal ação se faz no restabelecimento da fisiologia orgânica; e finalmente;
- a fitoterapia atua, portanto, sobre as doenças infecciosas ou não, devolvendo ao corpo o equilíbrio necessário, responsável pela cura total e não somente pela ausência de sintomas, sem o risco presente ou futuro de desenvolver doenças secundárias ao seu uso.

Os princípios ativos das plantas, responsáveis por ações farmacológicas que atuam no restabelecimento da fisiologia orgânica, são representados por inúmeras substâncias que agem principalmente:

- pela purificação do organismo ao expelir as toxinas;
- da neutralização do pH do sangue;
- da suplementação de elementos essenciais;
- da estimulação de certos órgãos; e
- da normalização funcional dos sistemas do corpo humano.

Todos esses efeitos, atuando em conjunto, são responsáveis pelo fator curativo apresentado pelas plantas. É de fundamental importância, durante o emprego da fitoterapia e dos demais métodos utilizados na restauração da saúde pelo naturismo, o não uso de substâncias tóxicas advindas principalmente dos medicamentos químicos e de alguns alimentos industrializados.

Suas propriedades preventivas podem ser adquiridas pelo uso das plantas como alimentos, representados aqui pelas frutas, legumes e verduras, por meio de sucos e saladas, preparados o mais naturalmente possível, a fim de aproveitar completamente seus princípios nutritivos e preventivos.

Seus efeitos curativos podem ser aplicados de diversas maneiras, por preparações destinadas ao uso interno e externo. Destacam-se entre as de uso interno, o emprego do chá, do suco, das saladas e dos xaropes. No uso externo, encontram-se os banhos, os cataplasmas, os gargarejos, as inalações e os unguentos.

Para que seja eficaz o emprego das plantas medicinais, cinco princípios básicos devem ser observados:

- o diagnóstico da doença;
- o conhecimento correto do emprego da planta de maior ação sobre a doença;
- o emprego sob a forma mais apropriada à doença;
- o manejo correto das doses e tempo de tratamento;
- os conhecimentos básicos e imprescindíveis sobre o cultivo, a colheita, a secagem, o armazenamento e o preparo de remédios.

Inúmeras dificuldades, entre elas a não eficácia e o desenvolvimento de ações tóxicas, podem surgir do uso incorreto de um ou mais dos itens citados. Para que as plantas medicinais não percam seu valor curativo, devem-se seguir técnicas adequadas, que compreendem os princípios utilizados desde o cultivo até os demais passos que levarão ao emprego de suas substâncias medicinais na doença.

Sendo assim, orienta-se que o uso das plantas medicinais seja sob a forma de cápsula, comprimido ou tintura fitoterápica, na tentativa de evitar qualquer transtorno decorrente do manejo inadequado de um desses itens.

2

As Indicações Terapêuticas das Plantas Medicinais

Abuta grandifolia (Mart.) Sandwith

Família
Menispermáceas/Menispermaceae.

Sinonímia Popular
Abutua, abútua-do-amazonas, abútua-verdadeira, baga-da-praia, barbasco, jaboticaba-de-cipó, parreira-branca, parreira-brava, abuta, abuta-preta, panibaga e uva-do-mato.

Parte Usada
Folhas, casca do caule ou raiz.

Propriedades Medicinais
Analgésico, antiartrítico, antibacteriano, anticonvulsivo, antiespasmódico, antiflatulento, anti-hipertensivo, anti-inflamatório, antileucêmico, antimalárico, antirreumático, antisséptico, antitérmico, antitumorigênico, antitussígeno, citotóxico, diurético, emenagogo, estimulante, estomático, hepatoprotetor, purgante e tônico.

Indicações Terapêuticas
Malária, litíase renal, má digestão, artrite, artrose, constipação, tontura, expectorante, tosse, hidropisia, inflamação dos olhos, analgésico dental, orquite, febre e reumatismo.

Contraindicação
O seu uso é contraindicado na gestação, na lactação, nas cardiopatias, em criança menor de 12 anos e em pessoa com hipersensibilidade a qualquer um dos componentes da planta.

Precaução
Em dose elevada pode provocar metrorragia.

Posologia
1 cápsula de 500 mg, 3 vezes ao dia.

Forma de Utilização

Uso Interno do Chá por Infusão
Parte usada: folhas.
Dose diária: 20 gramas, de 3 a 4 vezes ao dia.

Uso Interno do Chá por Decocção
Parte usada: casca do caule.
Dose diária: 10 gramas, de 4 a 5 vezes ao dia.

Parte usada: raízes.
Dose diária: 10 gramas, 3 vezes ao dia.

Informações Complementares
O produto *in natura* pode ser adquirido em um herbanário.

Achillea millefolium L.

Família
Compostas/Compositae – Asteráceas/Asteraceae.

Sinonímia Popular
Milefólio, mil-folhas, mil-em-rama, erva-dos-carpinteiros, erva-das-cortadeiras, aquileia, botão-de-prata, alevante, erva-dos-carreteiros e pronto-alívio.

Parte Usada
Folhas ou partes aéreas floridas.

Propriedades Medicinais
Anti-hemorrágico, anti-hemorroidário, anti-hipertensivo, antidiabético, sudorífero, adstringente, antimicrobiano, cicatrizante, diurético e analgésico.

Indicações Terapêuticas
Hemorroida, trombose cerebral, trombose coronariana, hipertensão arterial sistêmica, má circulação, fissura anal, inapetência, dispepsia hipossecretora, gastrite, náusea, vômito, colecistite, flebite, varizes, dismenorreia, discinesia hepatobiliar e litíase renal.

Contraindicação
O seu uso é contraindicado na gestação[1], na pediatria, na dispepsia com hipersecreção gástrica, na epilepsia e em pessoa com hipersensibilidade a qualquer um dos componentes da planta.

Precaução
Em alta dose pode causar vertigem e cefaleia, e a planta jovem pode causar urticária.

---
[1] É emenagogo e abortivo, pode provocar o aborto com risco de vida.

Forma de Utilização
Uso Interno do Chá por Infusão
Parte usada: folhas.

Colocar 10 gramas em uma vasilha, de preferência vidro refratário, e despejar 1 litro de água fervente e deixar repousar, bem tampada, durante uns 10 minutos. Depois de coar, beber 250 mL ao dia. Jogar fora o restante.

Não se deve fazer uso do chá preparado por mais de 12 horas, mesmo tendo ficado em geladeira.

Parte usada: parte aérea florida.

Colocar 15 gramas em uma vasilha, de preferência vidro refratário, e despejar 1 litro de água fervente e deixar repousar, bem tampada, durante uns 10 minutos. Depois de coar, beber 250 mL ao dia. Jogar fora o restante.

Não se deve fazer uso do chá preparado por mais de 12 horas, mesmo tendo ficado em geladeira.

Duração
Fazer uso do chá durante 10 dias, depois dar um intervalo de 10 dias e usar por mais 5 dias.

Nunca se deve fazer uso de chá por tempo indeterminado ou muito prolongado.

Informações Complementares
O produto *in natura* pode ser adquirido em um herbanário.

Achyrocline satureoides (Lam.) De Candolle

Família
Compostas/Compositae – Asteráceas/Asteraceae.

Sinonímia Popular
Macela, macela-do-campo, macelinha, macela-amarela, camomila-nacional, carrapichinho-de-agulha, losna-do-mato, macela-do-sertão e chá-de-lagoa.

Parte Usada
Flores.

Propriedades Medicinais
Antiespasmódico, antiflatulento, antidisentérico, antidiarreico, antitumorigênico, antivirulento, antibacteriano, anti-inflamatório, digestivo, eupéptico, calmante, hepatoprotetor, emenagogo e sedativo.

Indicações Terapêuticas
Flatulência, má digestão, colecistite, diarreia, cólica intestinal, azia, contração muscular brusca, inflamação, disfunção gástrica, inapetência, disenteria, distúrbio menstrual, cefaleia, cistite, nefrite, relaxante muscular, arteriosclerose e colesterol.

Contraindicação
O seu uso é contraindicado na gestação[2], na hipoglicemia, no diabetes melito e em pessoa com hipersensibilidade a qualquer um dos componentes da planta.

Precaução
Deve-se ter cuidado ao usar a substância em paciente que utiliza sedativo, analgésico ou barbitúrico.

Forma de Utilização
Uso Interno do Chá por Infusão
Parte usada: flores.
Dose diária: 10 gramas, 3 vezes ao dia.

Informações Complementares
O produto *in natura* pode ser adquirido em um herbanário.

Aconitum napellus L.

Família
Ranunculáceas/Ranunculaceae.

Sinonímia Popular
Acônito, anapelo, mata-leopardos, capacete-de-júpiter, capuz-de-frade, casco-de-júpiter e napelo.

Parte Usada
Folhas ou raízes.

Propriedades Medicinais
Antineurálgico, antitérmico, antitussígeno, anti-inflamatório, cardiotônico, diurético, sedativo, vasoconstritor e sudorífero.

Indicações Terapêuticas
Asma, bronquite, coriza, gripe, hipertrofia do coração, laringite, neuralgia facial, neuralgia lombociática, neuralgia do trigêmeo, gota, dermatite, pneumonia, reumatismo e úlcera.

Contraindicação
O seu uso é contraindicado na gestação, na lactação, em criança menor de 12 anos, na febre alta, na hipertensão arterial sistêmica, na constipação, em combinação com anti-histamínico, com hipnótico, com antidepressivo, com espasmódico, com sedativo e em pessoa com hipersensibilidade a qualquer um dos componentes da planta.

---
[2] É emenagogo e abortivo, pode provocar o aborto com risco de vida.

Precaução
Pelo fato de ser uma planta muito tóxica, recomenda-se não tocá-la, quando efetuar a colheita. Portanto, sugerimos a sua utilização dos preparados farmacêuticos.

Informações Complementares
Em dose elevada pode provocar metrorragia e causar o aborto com risco de vida. Recomenda-se o seu uso na neuralgia e na doença inflamatória em forma homeopática.

Posologia: um cálice com água e 2 gotas de tintura-mãe, a cada 2 horas.
A planta possui veneno de ação potente e rápida. O uso interno deve ser somente com receita médica, em doses homeopáticas e em preparação farmacêutica com determinação do conteúdo de alcaloides.
O produto *in natura* pode ser adquirido em um herbanário.

Adiantum capillus-veneris L.

Família
Polipodiáceas/Polipodiaceae.

Sinonímia Popular
Avenca, avenca-comum, avenca-do-canadá e cabelo-de-vênus.

Parte Usada
Parte aérea (fronde[3]).

Propriedades Medicinais
Antibacteriano, anti-inflamatório, anticolesterolêmico, anti-hipertensivo, antitussígeno, laxante, antiasmático, antivirulento, antidiarreico, cardiotônico, colerético, antidisentérico, antioxidante, depurativo, adstringente, desintoxicante, aperiente, digestivo, diurético, emenagogo, colagogo, expectorante, anti-hemorrágico, hepatoprotetor, antidiabético, peitoral e sudorífero.

Indicações Terapêuticas
Bronquite, dismenorreia, esclerose, hepatite, hidropisia, laringite, esplenite, resfriado, asma, tosse, gripe e constipação.

Contraindicação
O seu uso é contraindicado na gestação, na hipoglicemia, em período de tratamento para engravidar, paciente com câncer estrogênio-positivo e em pessoa com hipersensibilidade a qualquer um dos componentes da planta.

Forma de Utilização
Uso Interno do Chá por Infusão
Parte usada: (parte aérea) fronde.
Colocar 10 gramas em uma vasilha, de preferência vidro refratário, e despejar 1 litro de água fervente e deixar repousar, bem tampada, durante uns 10 minutos.

---
[3] Em botânica este termo é usado para se referir a copa ou ramagem da árvore.

Depois de coar, beber de 8 a 10 colheres das de sopa ao dia. Jogar fora o restante. Não se deve fazer uso do chá preparado por mais de 12 horas, mesmo tendo ficado em geladeira.

Informações Complementares
O efeito tônico sobre o sistema venoso é percebido de 15 a 30 minutos após a ingestão. Orienta-se em uso tópico para inflamação orofaríngea, eczema e problema do couro cabeludo[4].

O produto *in natura* pode ser adquirido em um herbanário.

Adonis vernalis L.

Família
Ranunculáceas/Ranunculaceae.

Sinonímia Popular
Adônis, Adônis-da-itália, olhos-do-diabo e grandeolho-de-boi.

Parte Usada
Rebentos floridos.

Propriedades Medicinais
Ação cardiocinética, cardiotônico, antiepiléptico, diurético e ação sedativa sobre o sistema nervoso central.

Indicações Terapêuticas
Pericardite, endocardite, miocardite crônica e epilepsia.

Contraindicação
O seu uso é contraindicado na arteriosclerose, na nefrite intersticial e em pessoa com hipersensibilidade a qualquer um dos componentes da planta.

Posologia
2 cápsulas de 500 mg, 2 a 3 vezes ao dia.

Forma de Utilização
Uso Interno do Chá por Infusão
Parte usada: rebentos floridos.
Dose diária: 10 gramas, de 3 a 4 vezes ao dia.

Informações Complementares
O produto *in natura* pode ser adquirido em um herbanário.

---
[4] Na falta de crescimento do cabelo e para favorecer a sua cor escura.

Aesculus hippocastanum L.

Família
Hipocastaneáceas/Hippocastanaceae.

Sinonímia Popular
Castanheiro-da-índia e castanha-da-índia.

Parte Usada
Folhas, cascas ou sementes (castanhas).

Propriedades Medicinais
Anti-hemorroidário, vasoconstritor periférico, antitérmico e anti-hemorrágico.

Indicações Terapêuticas
Hemorroida, flebite varicosa, dermatite, eczema, úlcera varicosa, edema, constipação e varizes.

Ação Farmacológica
Atua como vasoconstritor periférico.

Contraindicação
O seu uso é contraindicado na gestação, na lactação, em criança menor de 10 anos, em tratamento com anticoagulante[5] e em pessoa com hipersensibilidade a qualquer um dos componentes da planta.

Posologia
1 comprimido de 350 mg, 3 vezes ao dia.
1 cápsula de 250 mg, 3 vezes ao dia.

Forma de Utilização
Uso Interno do Chá por Infusão
Parte usada: folhas.
Dose diária: 20 gramas, de 2 a 3 vezes ao dia.

Parte usada: sementes (castanhas).
Colocar 1 grama ou 1 colher das de chá da semente em uma xícara com água fervente e deixar repousar durante 10 minutos. Depois de coar, beber 3 vezes ao dia.

Informações Complementares
O produto *in natura* pode ser adquirido em um herbanário.

Ageratum conyzoides Linné

Família
Compostas/Compositae – Asteráceas/Asteraceae.

---

[5] Pode potencializar a ação de anticoagulação.

Sinonímia Popular
Celestina, mentastro, mentrasto, erva-de-são-joão, câmara-opela, catinga-de-bode, erva-maria, mentraço, catinga-de-borrão, erva-de-santa-lúcia, mentraz e mentruz.

Parte Usada
Partes aéreas[6], preferencialmente frescas.

Propriedades Medicinais
Antiespasmódico, antirreumático, antidiarreico, anti-inflamatório, antiflatulento, antidisentérico, antitérmico, antitussígeno, antigripal, analgésico, vasodilatador, tônico e emenagogo.

Indicações Terapêuticas
Amenorreia, artrose, beribéri, bronquite, flatulência, febre, gripe, inapetência, cólica uterina, disenteria, diarreia, sinusite, reumatismo, dor muscular, resfriado, distúrbio da menopausa, gonorreia, rinite, tensão pré-menstrual e tosse.

Contraindicação
O seu uso é contraindicado no diabetes melito, na hepatite crônica e em pessoa com hipersensibilidade a qualquer um dos componentes da planta.

Precaução
Em alta dose por tempo prolongado pode causar hipertensão arterial sistêmica. Nunca ultrapassar a dose recomendada.

Forma de Utilização
Uso Interno do Chá por Infusão
Parte usada: partes aéreas.
Dose diária: 20 gramas, de 4 a 5 vezes ao dia.

Informações Complementares
Em tratamento com longa duração, o uso da planta deve ser interrompido por uma semana a cada mês.
A planta contém alcaloides pirrolizidínicos que são hepatotóxicos.
O produto *in natura* pode ser adquirido em um herbanário.

Allium cepa L.

Família
Liliáceas/Liliaceae.

Sinonímia Popular
Cebola.

Parte Usada
Bolbo.

---
[6]Folhas, flores e sementes.

Propriedades Medicinais
Antidiabético, antiflatulento, anti-hipertensivo, antitussígeno, antimicrobiano, antiasmático, antialérgico e diurético.

Indicações Terapêuticas
Bronquite, flatulência, arteriosclerose, alergia respiratória, hipertensão arterial sistêmica, tosse, asma e má digestão.

Contraindicação
O seu uso é contraindicado em paciente com uso de anticoagulante e em pessoa com hipersensibilidade a qualquer um dos componentes da planta.

Forma de Utilização
Pó, cápsula, extrato seco e óleo essencial.

Duração
Nunca se deve fazer uso de substância medicamentosa por tempo indeterminado ou muito prolongado.

Informações Complementares
O produto pode ser adquirido em farmácia homeopática.

Allium sativum L.

Família
Liliáceas/Liliaceae.

Sinonímia Popular
Alho-comum, alho-hortense, alho-manso, alho-vulgar e alho-ordinário.

Parte Usada
Bolbo[7].

Propriedades Medicinais
Antidiabético, anticolesterolêmico, antitussígeno, antivirulento, antibacteriano, anti-hipertensivo, antisséptico, antimicótico e diurético.

Indicações Terapêuticas
Colesterol, diabetes melito, bronquite, tosse, faringite, micose, arteriosclerose e hipertensão arterial sistêmica.

Contraindicação
O seu uso é contraindicado na hemorragia ativa, na trombocitopenia, no tratamento com anticoagulante, no pré e pós-operatório e em pessoa com hipersensibilidade a qualquer um dos componentes da planta.

---

[7] Bulbo – em botânica é um tipo de caule, subterrâneo ou aéreo, dominado por grande gema terminal suculenta colocada sobre um eixo encurtado basal. Ocorre, por exemplo, no alho, na cebola, etc. Dilatação globosa existente na base do talo de certas algas feofíceas. Variante: bolbo.

Precaução
O consumo de alho exagerado pode produzir irritação gastrintestinal e reação alérgica. O seu uso externo pode causar dermatite de contato.

Forma de Utilização
Pó, cápsula, tintura, extrato seco e óleo essencial.

Duração
Nunca se deve fazer uso de substância medicamentosa por tempo indeterminado ou muito prolongado. É de fundamental importância consultar o seu médico.

Informações Complementares
O produto pode ser adquirido em farmácia homeopática.

Aloe vera L.

Família
Liliáceas/Liliaceae.

Sinonímia Popular
Áloe, babosa, babosa-de-botica, babosa-de-jardim, erva-babosa e caraguatá-de-jardim.

Parte Usada
Folha, seiva ou polpa.

Propriedades Medicinais
Anti-hemorrágico, anti-inflamatório, antirreumático, antibacteriano, antimicótico, antisséptico, anti-helmíntico, anti-hipertensivo, antianêmico, antigripal, anticarcinogênico, dilatador capilar, adstringente, resolutivo e vulnerário.

Indicações Terapêuticas
Anemia ferropriva, arteriosclerose, colite, dermatite, hipertensão arterial sistêmica, insônia, reumatismo, gripe, acne, tuberculose pulmonar e alcoolismo.

Contraindicação
O seu uso é contraindicado na gestação, na lactação, em criança menor de 12 anos, no período menstrual, nas varizes, na disenteria, na hemorroida, na fissura anal, na nefrite, na cistite, na apendicite, na enterocolite, na prostatite e em pessoa com hipersensibilidade a qualquer um dos componentes da planta.

Precaução
Não deve ser ingerido no período menstrual. Também deve ser evitado nos estados hemorroidários.

Uso interno prolongado – pode provocar hipocaliemia, surgimento de hemorroida, intoxicação aguda, irritação dérmica e ocular.

Alta dose – pode provocar desmaio, hipotensão arterial, hipotermia e nefrite.

Informações Complementares
Uso externo em forma de tintura – na queda de cabelo, calvície, caspa, brilho no cabelo, piolho e lêndea.
Uso externo do sumo das folhas – o seu uso sobre o palato da boca massageando por uns 2 minutos é usado para combater o alcoolismo. Uso diário durante 30 dias.
Entretanto, por causa do alto teor de toxicidade, orientamos cautela com o uso desta planta. Futuramente com o desenvolver das pesquisas teremos uma orientação mais segura. Portanto, só recomenda-se o uso externo desta planta. A ANVISA por meio da resolução 5.052, de 14 de novembro de 2011, resolveu proibir a fabricação, distribuição e a comercialização, em todo território nacional, de alimentos e bebidas à base de *Aloe vera*, por não haver comprovação da segurança de uso e nem registro junto à ANVISA/MS. O produto ficou liberado apenas como aromatizante de alimentos e bebidas.

Aloysia citriodora Palau

Família
Verbenáceas/Verbenaceae.

Sinonímia Popular
Limonete, cedrina, cidrão, cidrinho, cidró, falsa-erva-cidreira e salva-limão.

Parte Usada
Folhas ou flores.

Propriedades Medicinais
Antibacteriano, antiespasmódico, antimalárico, antiasmático, antineurálgico, antiflatulento, antitérmico, antigripal, antidiarreico, antiemético, anti-histérico, descongestionante, digestivo e emenagogo.

Indicações Terapêuticas
Cardiopatias, asma, bronquite, congestão nasal, diarreia, má digestão, cefaleia, enxaqueca, febre, flatulência, gripe, espasmo, malária, hipocondria, náusea, neuralgia, vômito, histeria, vertigem e zumbido no ouvido.

Contraindicação
Evitar exposição ao sol após utilizar compressas.

Precaução
Não ultrapassar a dosagem indicada, pois é depressora do sistema nervoso central. Em alta dose aumenta o sono.
Possui substância fotossensibilizante e o seu uso prolongado pode irritar o trato gastrintestinal.

Forma de Utilização

Uso Interno do Chá por Infusão
Parte usada: folhas.
Dose diária: 10 gramas, 3 vezes ao dia.

Informações Complementares
O produto *in natura* pode ser adquirido em um herbanário.

Anadenanthera peregrina (L.) Spreng.

Família
Leguminosas/Leguminosae – Fabáceas/Fabaceae.

Sinonímia Popular
Angico-branco, paricá, angico-de-curtume, paricá-da-terra, paricá-de-curtume e niopó.

Parte Usada
Casca ou goma.

Propriedades Medicinais
Antidiarreico, antidisentérico, antiflatulento, anti-hemorrágico, antileucorreico, antiasmático, adstringente, peitoral e vulnerário.

Indicações Terapêuticas
Diarreia, disenteria, flatulência, pneumonia, contusão, hemorragia, metrorragia, leucorreia, asma e gonorreia.

Contraindicação
O seu uso é contraindicado na gestação, na lactação, em criança menor de 12 anos, no idoso, na diarreia crônica e em pessoa com hipersensibilidade a qualquer um dos componentes da planta.

Forma de Utilização
Uso Interno do Chá por Decocção
Parte usada: casca.
Dose diária: 10 gramas, 3 vezes ao dia.

Informações Complementares
A planta é tóxica para os seres humanos e outros animais. As folhas e as sementes secas são alucinógenas.
Os aborígines utilizavam um rapé feito da semente torrada, tido como alucinógeno[8] para aliviar a cefaleia e o resfriado.
O produto *in natura* pode ser adquirido em um herbanário.

Anemopaegma mirandum (Chamisso) Alph. De Candolle

Família
Bignoniáceas/Bignoniaceae.

---
[8]Alucinógeno – diz-se de substância ou produto que provoca alucinação.

Sinonímia Popular
Catuaba, alecrim-do-campo catuaba-verdadeira, catuabinha, vergonteza, pau-de-resposta, verga-teso, catuiba, tatuaba, caramuru e tataúba.

Parte Usada
Rizoma ou casca.

Propriedades Medicinais
Tranquilizante, afrodisíaco, antissifilítico, digestivo, diurético, tônico, peitoral, antidepressivo, expectorante e vasodilatador.

Indicações Terapêuticas
Bronquite, hipocondria, falta de memória, neurastenia, doença no sistema nervoso, psicastenia, insônia, astenia, impotência sexual, ataxia locomotora e paralisia parcial.

Contraindicação
O seu uso é contraindicado na gestação, na pediatria, na síndrome de Wolf-Parkinson-White, no glaucoma e em pessoa com hipersensibilidade a qualquer um dos componentes da planta.

Precaução
O seu uso pode causar midríase. Por este motivo, recomenda-se o controle da pressão intraocular e evitar o seu uso de forma continuada.

Posologia
1 cápsula de 350 mg, 3 vezes ao dia.

Forma de Utilização
Uso Interno do Chá por Decocção
Parte usada: casca ou raiz.
Dose diária: 20 gramas, 3 vezes ao dia.

Informações Complementares
O produto *in natura* pode ser adquirido em um herbanário.

Anona muricata L.

Família
Anonáceas/Anonaceae.

Sinonímia Popular
Graviola, araticum-do-grande, guanabano, coração-da-rainha, jaca-do-pará, jaca-de-pobre e condessa.

Parte Usada
Folhas, flores, brotos ou frutos.

Propriedades Medicinais
Antidiabético, antirreumático, anticarcinogênico, anti-hipertensivo, antidepressivo, calmante, antivirulento, antibacteriano, peitoral e antimicótico.

Indicações Terapêuticas
Bronquite, hipertensão arterial sistêmica, depressão, diabetes melito, emagrecimento, tosse, abscesso e edema.

Contraindicação
O seu uso é contraindicado na gestação, na hipotensão arterial e em pessoa com hipersensibilidade a qualquer um dos componentes da planta.

Precaução
O uso prolongado pode causar à destruição da flora endógena. Para uso superior de 30 dias, aconselha-se o uso de enzimas digestivas ou substância contendo lactobacilos.

Forma de Utilização
Uso Interno do Chá por Infusão
Parte usada: folhas frescas.
Dose diária: 4 gramas, 3 vezes ao dia.

Parte usada: folhas secas.
Dose diária: 2 gramas, 3 vezes ao dia.

Informações Complementares
Superdosagem pode causar sonolência e sedação.
O produto *in natura* pode ser adquirido em um herbanário.

Anthemis nobilis L.

Família
Compostas/Compositae – Asteráceas/Asteraceae.

Sinonímia Popular
Camomila-verdadeira, camomila-romana, camomila-odorante, camomila-dourada e camomila-nobre.

Parte Usada
Flores.

Propriedades Medicinais
Antiflatulento, antidisentérico, anticefalálgico, antiespasmódico e galactagogo.

Indicações Terapêuticas
Dispepsia, flatulência, disenteria, cólica espasmódica e cefaleia.

Contraindicação
Nenhuma contraindicação foi encontrada nas literaturas pesquisadas. Porém, isto não significa que futuramente alguma contraindicação ou efeito colateral venha ser encontrado.

Precaução
Recomenda-se o uso moderado da planta em pessoa alérgica, no período de gestação ou em pessoa com hipersensibilidade a qualquer um dos componentes da planta.

Posologia
1 cápsula de 200 mg, 3 vezes ao dia.

Forma de Utilização
Uso Interno do Chá por Infusão
Parte usada: flores.
Dose diária: 15 gramas, 3 vezes ao dia.

Informações Complementares
Designação comum às diversas plantas da família das *Asteraceae*, das quais as mais importantes, por seu emprego na farmacopeia universal, é a *Anthemis nobilis*, conhecida pela sinonímia popular de camomila-romana, e a *Matricaria chamomilla*, conhecida pela sinonímia popular de camomila-dos-alemães e matricária.
O produto *in natura* pode ser adquirido em um herbanário.

Apodanthera smilacifolia Cogniaux

Família
Cucurbitáceas/Cucurbitaceae.

Sinonímia Popular
Azougue-dos-pobres, mercúrio-vegetal, remédio-de-gálico, cipó-santo, cipó-azougue, catingueira e azougue. No Estado de Minas Gerais é conhecida como chá-de-boubas.

Parte Usada
Raiz.

Propriedades Medicinais
Anti-inflamatório, antissifilítico, antiulceroso, anti-herpético, antirreumático, antipruriginoso, depurativo e laxante.

Indicações Terapêuticas
Uso interno
Sífilis, ferida, reumatismo, furúnculo, prurido, escrofulose, bouba, úlcera, eczema, urticária, herpes e dartro.

Uso externo
Eczema, sarna, ferida, furúnculo e úlcera.

Contraindicação
O seu uso é contraindicado na pediatria e em pessoa com hipersensibilidade a qualquer um dos componentes da planta.

Forma de Utilização
Uso Interno do Chá por Decocção
Parte usada: raiz.
Dose diária: 10 gramas, 3 vezes ao dia.

Informações Complementares
O efeito tônico sobre o sistema venoso é percebido de 15 a 30 minutos após a ingestão.
O produto *in natura* pode ser adquirido em um herbanário.

Apuleia ferrea Martius

Família
Leguminosas/Leguminosae – Fabáceas/Fabaceae.

Sinonímia Popular
Itu, quiri-pininga, jutaí-peba, parajuba e pororoca.

Parte Usada
Casca.

Propriedades Medicinais
Antirreumático, antissifilítico, anti-hemorroidário, antidiabético, adstringente, depurativo e sudorífero.

Indicações Terapêuticas
Escrofulose, gota, quilúria, hemorroida, diabetes melito, reumatismo e sífilis.

Contraindicação
O seu uso é contraindicado na gestação, na lactação e em pessoa com hipersensibilidade a qualquer um dos componentes da planta.

Forma de Utilização
Uso Interno do Chá por Decocção
Parte usada: casca.
Dose diária: 10 gramas, 3 vezes ao dia.

Informações Complementares
No diabetes melito, é geralmente prescrito associado ao *Syzygium jambolanum* De Candolle.
O produto *in natura* pode ser adquirido em um herbanário.

Archangelica officinalis Hoffmann

Família
Umbelíferas/Umbelliferae – Apiáceas/Apiaceae.

Sinonímia Popular
Angélica, arcangélica, angélica-do-jardim, angélica-de-jardim, erva-de-espírito-santo, jacinto-da-índia, polianto e raiz-do-espírito-santo.

Parte Usada
Rizoma ou raiz.

Propriedades Medicinais
Antisséptico, anti-inflamatório, antiflatulento, antiasmático, anticonvulsivo, antidisentérico, antirreumático, antiescorbútico, antimalárico, anticefálgico, anti-hipertensivo, antimicótico, antitóxico, antiácido, estimulante, depurativo, digestivo, diurético, emenagogo, aperiente, aromático, tônico e sudorífero.

Indicações Terapêuticas
Acidez estomacal, inapetência, bronquite, asma, ansiedade, convulsão, cãibra, gota, disenteria, dismenorreia, cefaleia, gastrenterite, hipertensão arterial sistêmica, insônia, reumatismo, clorose, escorbuto, hepatopatias, tonsilite, tifo, histeria, doença no sistema respiratório, malária, tétano, doença na bexiga e ácido úrico.

Contraindicação
O seu uso é contraindicado na gestação, na lactação, em criança menor de 10 anos, na úlcera gástrica, na úlcera duodenal, na epilepsia, na doença neurológica, no mal de Parkinson e em pessoa com hipersensibilidade a qualquer um dos componentes da planta.

Precaução
Em alta dose, os óleos essenciais são tóxicos, podendo provocar fototoxicidade, paralisia do sistema nervoso, fotomutagenia e câncer em contato com o sol. A planta fresca é fotossensibilizante (furanocumarinas), devendo-se evitar a exposição ao sol após uso tópico. A planta seca pode produzir dermatite de contato, devendo-se manipulá-la com luvas.

Forma de Utilização
Uso Interno do Chá por Decocção
Parte usada: rizoma.
Dose diária: 10 gramas, 3 vezes ao dia.

Parte usada: raiz.
Dose diária: 5 gramas, 3 vezes ao dia.

Informações Complementares
A administração de tintura ou de óleo essencial pode causar dermatite, por ação dos raios solares.
A preparação aquosa não é tóxica e o seu óleo essencial em alta dose é neurotóxico.
O produto *in natura* pode ser adquirido em um herbanário.

Arctium lappa L.

Família
Compostas/Compositae – Asteráceas/Asteraceae.

Sinonímia Popular
Bardana, baldrana, bardana-maior, carrapicho-grande e pega-massa.

Parte Usada
Folhas frescas ou raiz de 1 ano.

Propriedades Medicinais

Uso interno
Antiartrítico, antiescorbútico, antipsórico, antirreumático, antissifilítico, anti-inflamatório, antimicótico, antidiabético, antibacteriano, antisséptico, antianêmico, sudorífero, colerético, laxante, adstringente, calmante e depurativo[9] (eficaz eliminador do ácido úrico).

Uso externo
Antipsórico, antibacteriano[10], antimicótico, antiulceroso e antiartrítico.

Indicações Terapêuticas

Uso interno
Abscesso, eczema, anemia ferropriva, artrite, bronquite, litíase renal, constipação, escorbuto, gastrite, gota, hemorroida, hidropisia, reumatismo, prurido, herpes, cirrose hepática, litíase biliar, flatulência, dispepsia hipossecretora, cistite, hepatite, dermatose, seborreia, acne, insuficiência hepática, psoríase e sífilis.

Uso externo
Dermatite, ictiose, psoríase, micose, ferida, furúnculo, frieira, úlcera, seborreia e queda de cabelo por infecção dos folículos pilosos e sebáceos.

Contraindicação
O seu uso é contraindicado em criança menor de 12 anos, na diarreia, em ferida aberta e em pessoa com hipersensibilidade a qualquer um dos componentes da planta.

Precaução
Pelo fato de possuir ação diurética, deve-se ter cuidado no uso da planta, pois, na hipertensão arterial sistêmica e cardiopatia, pode originar descompensação tensional.

Posologia
1 cápsula de 500 mg, 3 vezes ao dia.

---

[9] Usado como depurativo no tratamento de doenças dermatológicas como acne, seborreia, psoríase e na desintoxicação hepática.
[10] Principalmente as bactérias gram-positivas.

Forma de Utilização
Uso Interno do Chá por Infusão
Parte usada: folhas frescas.
Dose diária: 10 gramas, 3 vezes ao dia.

Uso Interno do Chá por Decocção
Parte usada: raiz.
Dose diária: 5 gramas, 3 vezes ao dia.

Duração
Usar o chá durante 8 dias, suspender o uso por 6 dias e repetir a dose em dias alternados por mais 15 dias.
Nunca se deve fazer uso de chá por tempo indeterminado ou muito prolongado.

Informações Complementares
Uso externo em forma de tintura para seborreia, calvície e queda de cabelo.
O produto *in natura* pode ser adquirido em um herbanário.

Arctostaphylos uva-ursi Sprengel

Família
Ericáceas/Ericaceae.

Sinonímia Popular
Buxilo, bruxulo, uva-ursina, uva-ursi e uva-de-urso.

Parte Usada
Folhas.

Propriedades Medicinais
Diurético, antidiarreico, anti-inflamatório, antimicrobiano, anti-hemorrágico[11], antisséptico e adstringente.

Indicações Terapêuticas
Cistite, uretrite, litíase renal, nefrite, hipertrofia da próstata, incontinência urinária, prostatite e retenção urinária.

Contraindicação
O seu uso é contraindicado na gestação, na lactação, em criança menor de 12 anos, na gastrite, na úlcera gastroduodenal e em pessoa com hipersensibilidade a qualquer um dos componentes da planta.

Forma de Utilização
Uso Interno do Chá por Infusão
Parte usada: folhas.
Dose diária: 10 gramas, 3 vezes ao dia.

---
[11]Por vasoconstrição local.

Informações Complementares
O produto *in natura* pode ser adquirido em um herbanário.
Venda sob prescrição médica.

Arenaria rubra L.

Família
Cariofiláceas/Cariofilaceae.

Sinonímia Popular
Arenaria-rubra.

Parte Usada
A planta toda.

Propriedades Medicinais
Diurético.

Indicações Terapêuticas
Cistite, litíase renal e cólica nefrítica.

Contraindicação
Nenhuma contraindicação foi encontrada nas literaturas pesquisadas. Porém, isto não significa que futuramente alguma contraindicação ou efeito colateral venha ser encontrado.

Forma de Utilização
Uso Interno do Chá por Infusão
Parte usada: a planta toda.
Dose diária: 10 gramas, 3 vezes ao dia.

Informações Complementares
O produto *in natura* pode ser adquirido em um herbanário.

Aristolochia cymbifera Martius

Família
Aristoloquiáceas/Aristolochiaceae.

Sinonímia Popular
Cipó-mil-homens, jarrinha, bastarda, papo-de-peru, cassaú, calungo, cipó-jarrinha, cipó-mata-cobras, sapato-de-judeu, capa-homem, caçau, erva-de-urubu, angélico, mata-porco, calunga, patinho, cipó-mata-cobra, urubucaá, contraerva, angelicó, aristolóquia, erva-bicha, chaleira-de-judeu, papo-de-galo e jiboinha.

Parte Usada
Folhas, caule ou raiz.

Propriedades Medicinais
Antimalárico, antiepiléptico, antiflatulento, antiasmático, antidiarreico, antisséptico, tônico, antitérmico, anticonvulsivo, diurético, adstringente, sudorífero, emenagogo, calmante dos nervos e sedativo.

Indicações Terapêuticas
Amenorreia, gota, inapetência, frieira, ciático, cistite, clorose, convulsão, eczema, epilepsia, flatulência, orquite, hidropisia, malária, neurastenia, afecção gástrica, afecção renal, afecção hepática, afecção do baço, tensão pré-menstrual, asma, febre, dispepsia, diarreia e prurido.

Contraindicação
O seu uso é contraindicado na gestação[12] e em pessoa com hipersensibilidade a qualquer um dos componentes da planta.

Precaução
Há indícios de que o ácido aristolóquico seja carcinogênico tanto nos seres humanos como em outros animais.

Forma de Utilização
Uso Interno do Chá por Infusão
Parte usada: folhas.
Dose diária: 20 gramas, 3 vezes ao dia.

Uso Interno do Chá por Decocção
Parte usada: caule e raiz.
Dose diária: 10 gramas, 3 vezes ao dia.

Informações Complementares
As plantas do gênero *Aristolochia* são responsáveis por efeitos nefrotóxicos, carcinogênicos e mutagênicos.
O produto *in natura* pode ser adquirido em um herbanário.

Aristolochia ridicula Brow.

Família
Aristoloquiáceas/Aristolochiaceae.

Sinonímia Popular
Cipó-mil-homens, jarrinha, bastarda, papo-de-peru, angélico, cipó-jarrinha, cipó-mata-cobras, calungo, papo-de-galo e jiboinha.

Parte Usada
Folhas, caule ou raiz.

---
[12] Pode provocar o aborto com risco de vida.

Propriedades Medicinais
Antiasmático, antidiarreico, anticonvulsivo, entiepiléptico, antiflatulento e antipruriginoso.

Indicações Terapêuticas
Asma, dispepsia, diarreia, gota, hidropisia, convulsão, epilepsia, flatulência, prurido, constipação, inapetência, eczema e palpitação.

Contraindicação
O seu uso é contraindicado na gestação[13], na lactação e em pessoa com hipersensibilidade a qualquer um dos componentes da planta.

Precaução
Há indícios de que o ácido aristolóquico seja carcinogênico tanto nos seres humanos como em outros animais.

Forma de Utilização
Uso Interno do Chá por Infusão
Parte usada: folhas.
Dose diária: 20 gramas, 3 vezes ao dia.

Uso Interno do Chá por Decocção
Parte usada: caule e raiz.
Dose diária: 10 gramas, 3 vezes ao dia.

Informações Complementares
As plantas do gênero *Aristolochia* são responsáveis por efeitos nefrotóxicos, carcinogênicos e mutagênicos.
O produto *in natura* pode ser adquirido em um herbanário.

Arnica montana L.

Família
Compostas/Compositae – Asteráceas/Asteraceae.

Sinonímia Popular
Arnica, arnica-das-montanhas, arnica-verdadeira panaceia-das-quedas, tabaco-de--montanha e quina-dos-pobres.

Parte Usada
Flores ou rizomas.

Propriedades Medicinais
Anti-inflamatório, antimicrobiano, antisséptico, antiasmático, anti-hemorrágico, antineurálgico, tônico, antiepiléptico, antirreumático, antitérmico, anti-hemorroidário, cardiotônico, estimulante do crescimento capilar, anti-hipertensivo, analgésico e vulnerário.

---
[13]Pode provocar o aborto com risco de vida.

Indicações Terapêuticas
Apoplexia, hemorroida, arteriosclerose, contusão, coqueluche, furúnculo, hemorragia, neuralgia, gota, hipertensão arterial sistêmica, reumatismo, estresse físico, estresse mental, gengivite, hematoma, inchaço, febre, asma, entorse, traumatismo, distensão muscular, dor reumática, dor de dente, doença no couro cabeludo[14] e úlcera gástrica.

Contraindicação
O seu uso é contraindicado na úlcera duodenal, na gastrite, no refluxo esofágico, na diverticulite, na colite e em ferida aberta. É contraindicado internamente e externamente na gestação, na lactação e em pessoa com hipersensibilidade a qualquer um dos componentes da planta.

Precaução
Evitar o uso interno desta planta devido a certas substâncias tóxicas, pois, mesmo em pequena dose, pode originar irritação gástrica.
Em alta dose, por causa da sua toxicidade, pode produzir problema de origem nervosa (alucinação, vertigem), náusea, vômito, hemorragia, dificuldade respiratória e até parada cardíaca, e 50 mL da tintura (dose única) podem levar à morte.
O uso tópico prolongado pode produzir dermatite com formação de púrpura. Portanto, recomenda-se o seu uso em preparação homeopática.

Informações Complementares
Uso externo em forma de tintura para traumatismo e calvície com fricção sobre o couro cabeludo.
Externamente não deve ser usada em ferimento aberto e escoriação, mesmo o creme. Recomenda-se o seu uso somente em dinamização homeopática.
O produto *in natura* pode ser adquirido em um herbanário.

Artemisia absinthium L.

Família
Compostas/Compositae – Asteráceas/Asteraceae.

Sinonímia Popular
Absinto, absinto-comum, absinto-grande, absinto-maior, erva-dos-velhos, erva-dos--vermes, losna, absíntio, losna-maior e losna-branca.

Parte Usada
Folhas ou sumidades floridas.

Propriedades Medicinais
Antiflatulento, antianêmico, antidiarreico, antiepiléptico, antisséptico, antitérmico, antiemético, antirreumático, antiparasitário, antineurálgico, antiescorbútico, antiamebiano, anti-helmíntico, antigripal, diurético, emenagogo, afrodisíaco, estomacal, abortivo, colagogo, tônico, digestivo, aperiente e anti-ictérico.

---
[14] Queda de cabelo, caspa, dermatite seborreica e oleosidade.

Indicações Terapêuticas

Uso interno

Afecção uterina, inapetência, má circulação, cólica intestinal, coriza, diabetes melito, diarreia, dismenorreia, dispepsia, escrofulose, flatulência, hidropisia, neuralgia, halitose, meteorismo, sinusite, obesidade, azia, gripe, constipação, cólica uterina, reumatismo, tuberculose pulmonar, escorbuto, vômito, verminose[15], febre, queimadura, otite, micose e ferida.

Uso externo

Repelente de insetos.

Parte usada: sementes.

Contraindicação

O seu uso é contraindicado na gestação[16], na lactação, em criança menor de 12 anos, na úlcera gástrica, na úlcera péptica, na úlcera duodenal, na convulsão, no temperamento bilioso, na propensão à congestão cerebral, no tratamento radioterápico e em pessoa com hipersensibilidade a qualquer um dos componentes da planta.

Precaução

Ter a maior cautela quanto à dosagem, pois em alta dose é tóxica. Também não usar bebida alcoólica durante o tratamento.

Usar somente na dose recomendada e durante o tempo especificado de tratamento.

Forma de Utilização

Uso Interno do Chá por Infusão

Parte usada: folhas.
Dose diária: 5 gramas, 3 vezes ao dia.

Informações Complementares

A intoxicação manifesta-se por meio de espasmo gastrintestinal, vômito, retenção urinária, complicação renal severa, vertigem, tremor e convulsão.

O emprego de bebida alcoólica com absinto, mesmo como aperitivo, está proibido em muitos países.

O produto *in natura* pode ser adquirido em um herbanário.

Artemisia vulgaris L.

Família

Compostas/Copositae – Asteráceas/Asteraceae.

Sinonímia Popular

Artemísia, artemísia-verdadeira, artemija, flor-de-são-joão, artemigem e erva-de-são-joão.

---

[15] Ação contra ascaridíase, oxiuríase e amebíase.
[16] Pode provocar o aborto com risco de vida.

Parte Usada
Parte aérea florida.

Propriedades Medicinais
Anti-inflamatório, antianêmico, antiflatulento, digestivo, diurético, relaxante da musculatura lisa, anti-helmíntico, antivirulento, anticefalálgico, antidiarreico, antiespasmódico, emenagogo, antirreumático, antiartrítico, antitérmico e broncodilatador.

Indicações Terapêuticas
Anemia ferropriva, cólica intestinal, enxaqueca, dispepsia hipossecretora, flatulência, cefaleia, hidropisia, diarreia, enterite, icterícia, espasmo, insônia, ascaridíase, oxiuríase, gastrite, artrite, asma, astenia, amenorreia, dismenorreia, psiconeurose[17] e reumatismo.

Contraindicação
O seu uso é contraindicado na gestação[18], na lactação, em criança menor de 6 anos, na doença neurológica como epilepsia, no período menstrual e em pessoa com hipersensibilidade a qualquer um dos componentes da planta.

Posologia
1 cápsula de 500 mg, 4 vezes ao dia.

Forma de Utilização
Uso Interno do Chá por Infusão
Parte usada: folhas.
Dose diária: 15 gramas, 3 vezes ao dia.

Informações Complementares
A planta jovem (nova) pode produzir dermatite de contato.
O produto *in natura* pode ser adquirido em um herbanário.

Atropa belladona L.

Família
Solanáceas/Solanaceae.

Sinonímia Popular
Beladona, bela-dama e erva-envenenada.

Parte Usada
Folhas ou raízes.

Propriedades Medicinais
Antiespasmódico, antiasmático, antitussígeno, calmante, sudorífero e diurético.

---

[17]Termo usado para determinadas neuroses, como, por exemplo, a histeria.
[18]Pode provocar o aborto com risco de vida.

Indicações Terapêuticas
Asma, bronquite, coqueluche, cólica intestinal, coriza, laringite, tosse, cólica renal e mal de Parkinson.

Contraindicação
O seu uso é contraindicado na gestação, na lactação, na taquicardia, na arritmia, no adenoma prostático, no glaucoma, no edema agudo do pulmão, na estenose gastrintestinal, em uso de antidepressivo tricíclico e com quinidina e em pessoa com hipersensibilidade a qualquer um dos componentes da planta.

Precaução
O uso da planta pode causar secura na boca e midríase acentuada. Pelo fato da planta possuir o alcaloide atropina, o seu uso é perigoso.

Em alta dose, pode originar perturbação de consciência com delírio, tremor e rigidez muscular.

Posologia
1 cápsula de 50 mg, 4 vezes ao dia.

Informações Complementares
Existe relato de caso de envenenamento mortal em criança e adulto, que confundem a baga da beladona com a do murtinho; não se deve lançar mão dela, nem mesmo em quantidade pequena, sem a supervisão de um médico. O simples fato de manipulá-la pode ser perigoso.

Portanto, essa planta não deve ser usada em preparados caseiros. Utilize somente o medicamento preparado por laboratório botânico ou farmácia homeopática, seguindo rigorosamente a indicação do profissional de saúde.

O produto *in natura* pode ser adquirido em um herbanário.

Baccharis trimera (Less.) De Candolle

Família
Compostas/Compositae – Asteráceas/Asteraceae.

Sinonímia Popular
Carqueja, bacanta, carqueja-amargosa, carqueja-adstringente, carqueja-do-mato, carquejinha, vassoura, carque, condamina, três-espigas, cacaia-adstringente e tiririca-de-babado.

Parte Usada
Folhas ou hastes.

Propriedades Medicinais
Antianêmico, anti-inflamatório, antiasmático, antibacteriano, antidiarreico, anticolesterolêmico, antirreumático, antigripal, depurativo, diurético, antidiabético, hepatoprotetor, tônico e sudorífero.

Indicações Terapêuticas
Icterícia, litíase biliar, azia, afta, tonsilite, angina, inapetência, astenia, bronquite, colesterol, diabetes melito, diarreia, dispepsia, espasmo, estomatite, faringite, gastrite, asma, gastrenterite, gengivite, gota, hidropisia, má digestão, anemia ferropriva, obesidade, reumatismo, doença no baço, hanseníase, glicosúria, gripe e hepatopatias.

Contraindicação
O seu uso é contraindicado na gestação, na lactação, na diarreia crônica e em pessoa com hipersensibilidade a qualquer um dos componentes da planta.

Precaução
Em alta dose pode causar hipotensão arterial.

Posologia
1 cápsula de 250 mg, 3 vezes ao dia.

Forma de Utilização
Uso Interno do Chá por Infusão
Parte usada: folhas.
Dose diária: 10 gramas, de 4 a 5 vezes ao dia.

Informações Complementares
O produto *in natura* pode ser adquirido em um herbanário.

Banisteria argyrophylla A. Juss.

Família
Malpighiáceas/Malpighiaceae.

Sinonímia Popular
Cipó-prata.

Parte Usada
Folhas ou raízes.

Propriedades Medicinais
Anti-inflamatório, antinefrítico e diurético.

Indicações Terapêuticas
Oligúria, disúria, lombalgia, hemorragia uterina, gonorreia, cistite, nefrite, anúria e ácido úrico.

Contraindicação
Nenhuma contraindicação foi encontrada nas literaturas pesquisadas. Porém, isto não significa que futuramente alguma contraindicação ou efeito colateral venha ser encontrado.

Precaução
Evitar seu uso após as 17 horas pelo fato de estimular a diurese à noite.

Forma de Utilização
Uso Interno do Chá por Infusão
Parte usada: folhas.
Dose diária: 20 gramas, 3 vezes ao dia.

Uso Interno do Chá por Decocção
Parte usada: raízes.
Dose diária: 10 gramas, 3 vezes ao dia.

Informações Complementares
O produto *in natura* pode ser adquirido em um herbanário.

Baptisia tinctoria L.

Família
Leguminosas/Leguminosae – Fabáceas/Fabaceae.

Sinonímia Popular
Anil-bravo, batisia, erva-batisia, anil-selvagem e anil-silvestre.

Parte Usada
Raízes.

Propriedades Medicinais
Antitérmico, antisséptico, antiflatulento e laxante.

Indicações Terapêuticas
Febre, constipação, doença do sistema nervoso, hepatopatias, meteorismo e flatulência.

Contraindicação
Nenhuma contraindicação foi encontrada nas literaturas pesquisadas. Porém, isto não significa que futuramente alguma contraindicação ou efeito colateral venha ser encontrado.

Forma de Utilização
Uso Interno do Chá por Decocção
Parte usada: raízes.
Dose diária: 10 gramas, 2 vezes ao dia.

Informações Complementares
Uso externo em forma de decocto é utilizado em irrigação vaginal, na leucorreia e no tratamento de úlcera externa.
O produto *in natura* pode ser adquirido em um herbanário.

Bauhinia forficata Link

Família
Leguminosas/Leguminosae – Fabáceas/Fabaceae.

Sinonímia Popular
Mororó, pata-de-vaca, capa-bode, ceroula-de-homem, pé-de-boi, pata-de-boi, pata-de-burro, pata-de-vaca-branca, unha-de-anta, unha-de-veado e casco-de-burro.

Parte Usada
Folhas.

Propriedades Medicinais
Antigripal, antimalárico, antidiarreico, depurativo, purgante, anticolesterolêmico, antidiabético, antibacteriano, antimicótico, antifilárico, laxante e diurético.

Indicações Terapêuticas
Colesterol, constipação, diarreia, gripe, malária, filariose, poliúria e diabetes melito tipo II.

Contraindicação
O seu uso é contraindicado na gestação, na lactação, na hipoglicemia (usar somente com orientação médica); e em pessoa com hipersensibilidade a qualquer um dos componentes da planta.

Posologia
1 cápsula de 500 mg, 3 vezes ao dia.

Forma de Utilização

Uso Interno do Chá por Infusão
Parte usada: folhas.
Dose diária: 5 gramas, 3 vezes ao dia.

Parte usada: folhas – para combater filariose.
Dose diária: 20 gramas, 3 vezes ao dia.

Uso Interno do Chá por Decocção
Parte usada: casca do caule – para combater diabetes melito.
Dose diária: 10 gramas, 3 vezes ao dia.

Informações Complementares
Em laboratório, foi pesquisada a ação das folhas sobre o diabetes melito. Em uma grande amostragem, foi observado que a resposta de ação ficou entre 50%. Isso significa que nem todas as pessoas têm uma resposta satisfatória com o uso da planta no diabetes melito.

O produto *in natura* pode ser adquirido em um herbanário.

Bixa orellana Hubber

Família
Bixáceas/Bixaceae (cs).

Sinonímia Popular
Bixa, urucu, urucu-ola-mata, açafrão-da-terra, açafroeia-da-terra e achiote.

Parte Usada
Folhas, sementes ou raízes.

Propriedades Medicinais
Antibacteriano, antimicrobiano, antidiarreico, antidisentérico, antioxidante, anti-inflamatório, anti-hemorrágico, anti-hipertensivo, antiasmático, antitérmico, adstringente, expectorante, digestivo, cardiotônico, depurativo e afrodisíaco.

Indicações Terapêuticas
Emagrecimento, bronquite, faringite, doença pulmonar, febre, doença cardiovascular, ferimento, queimadura, expectorante, hipertensão arterial sistêmica, vermífugo, asma, diarreia, disenteria, afrodisíaco e inflamação.

Contraindicação
O seu uso é contraindicado na gestação, na lactação e pessoa com hipersensibilidade a qualquer um dos componentes da planta.

Precaução
A casca da semente tem efeito tóxico para o fígado e pâncreas, acompanhado de hiperglicemia e aparente aumento de insulina. Em experimentos com cobaia no laboratório, observou-se pancreotoxicidade, hepatotoxicidade e incremento aparente do nível de insulina.

Forma de Utilização

Uso Interno do Chá por Infusão
Parte usada: folhas.
Dose diária: 15 gramas, 3 vezes ao dia.

Uso Interno do Chá por Decocção
Parte usada: sementes.
Dose diária: 5 gramas, 3 vezes ao dia.

Parte usada: raízes.
Dose diária: 10 gramas, 3 vezes ao dia.

Informações Complementares
A tintura do fruto é um poderoso antídoto do ácido cianídrico que é o veneno contido na raiz da mandioca.
O produto *in natura* pode ser adquirido em um herbanário.

Boerhavia hirsuta Willdenow

Família
Nictagináceas/Nictaginaceae.

Sinonímia Popular
Erva-tostão, agarra-pinto, batata-de-porco, bredo-de-porco, pega-pinto, amarra-pinto, tangaraca e tangará.

Parte Usada
Folhas ou raízes.

Propriedades Medicinais
Antinefrítico, anti-ictérico, antileucorreico, diurético e peitoral.

Indicações Terapêuticas
Albuminúria, anúria, litíase biliar, dispepsia, hemoptise, hepatite, icterícia, nefrite, uretrite, ácido úrico, ureia, beribéri, cistite, uremia, gonorreia e leucorreia.

Contraindicação
Nenhuma contraindicação foi encontrada nas literaturas pesquisadas. Porém, isto não significa que futuramente alguma contraindicação ou efeito colateral venha ser encontrado.

Forma de Utilização

Uso Interno do Chá por Infusão
Parte usada: folhas.
Dose diária: 20 gramas, 3 vezes ao dia.

Uso Interno do Chá por Decocção
Parte usada: raízes.
Dose diária: 15 gramas, 3 vezes ao dia.

Informações Complementares
Uso externo em forma de tintura: na leucorreia, usar a planta em forma de tintura diluída na proporção de 1 colher das de sopa em 1 litro de água, para uso sob a forma de lavagem vaginal.
O produto *in natura* pode ser adquirido em um herbanário.

Borreria centhantroides Chamisso et Schlechtendal

Família
Rubiáceas/Rubiaceae.

Sinonímia Popular
Sabugueirinho e sabugueirinho-do-campo.

Parte Usada
Casca.

Propriedades Medicinais
Anti-hepático e diurético.

Indicações Terapêuticas
Nas hepatopatias, principalmente na hepatite crônica.

Contraindicação
O seu uso é contraindicado na gestação, na lactação e pessoa com hipersensibilidade a qualquer um dos componentes da planta.

Forma de Utilização
Uso Interno do Chá por Decocção
Parte usada: casca.
Dose diária: 10 gramas, 3 vezes ao dia.

Informações Complementares
O produto *in natura* pode ser adquirido em um herbanário.

Bowdichia virgilioides Humboldt

Família
Leguminosas/Leguminosae – Fabáceas/Fabaceae.

Sinonímia Popular
Sucupira-do-campo, sapupira-do-campo, sucupira-preta, sicupira-do-cerrado, sucupira-açu, cutiúba, sucupiruçu, sucupira-parda e sicupira.

Parte Usada
Casca.

Propriedades Medicinais
Antiasmático, antiartrítico, antissifilítico, antidiabético, antirreumático, adstringente, depurativo e tônico.

Indicações Terapêuticas
Ácido úrico, tonsilite, artrite, asma, gonorreia, dermatose, diabetes melito, eczema, gota, erupção cutânea, reumatismo, rouquidão e sífilis.

Contraindicação
Nenhuma contraindicação foi encontrada nas literaturas pesquisadas. Porém, isto não significa que futuramente alguma contraindicação ou efeito colateral venha ser encontrado.

Forma de Utilização

Uso Interno do Chá por Decocção
Parte usada: casca.
Dose diária: 10 gramas, 3 vezes ao dia.

Parte usada: sementes.
Dose diária: 15 gramas, 3 vezes ao dia.

Informações Complementares
O produto *in natura* pode ser adquirido em um herbanário.

Brosimopsis acutifolium (Huber) Ducke

Família
Moráceas/Moraceae.

Sinonímia Popular
Mururé, mururé-vermelho, mercúrio-vegetal, mururi e bururé.

Parte Usada
Casca.

Propriedades Medicinais
Antirreumático, antiulceroso, antissifilítico, analgésico muscular e depurativo.

Indicações Terapêuticas
Reumatismo, úlcera, sífilis, dor muscular e afecção cutânea.

Contraindicação
Nenhuma contraindicação foi encontrada nas literaturas pesquisadas. Porém, isto não significa que futuramente alguma contraindicação ou efeito colateral venha ser encontrado.

Forma de Utilização

Uso Interno do Chá por Decocção
Parte usada: casca.
Dose diária: 10 gramas, 3 vezes ao dia.

Informações Complementares
O produto *in natura* pode ser adquirido em um herbanário.

Brunfelsia hopeana (Hook) Bentham

Família
Solanáceas/Solanaceae.

Sinonímia Popular
Manacá, jerataca, jeratacaca, cangambá, jasmim-do-paraguai e mercúrio-vegetal.

Parte Usada
Raízes.

Propriedades Medicinais
Antissifilítico, antirreumático, purgante, depurativo, emenagogo e diurético.

Indicações Terapêuticas
Sífilis, reumatismo, constipação, escrofulose e dermatose.

Contraindicação
Nenhuma contraindicação foi encontrada nas literaturas pesquisadas. Porém, isto não significa que futuramente alguma contraindicação ou efeito colateral venha ser encontrado.

Precaução
Em alta dose, pode produzir lassidão, perspiração, efeito purgativo, coceira na pele, vômito, febre e letargia.

Forma de Utilização
Uso Interno do Chá por Decocção
Parte usada: raízes.
Dose diária: 10 gramas, 3 vezes ao dia.

Informações Complementares
O produto *in natura* pode ser adquirido em um herbanário.

Bryonia dioica Jacq.

Família
Cucurbitáceas/Cucurbitaceae.

Sinonímia Popular
Briônia e colubrina.

Parte Usada
Raízes.

Propriedades Medicinais
Antirreumático, anti-helmíntico, antigripal, antitussígeno, antidiarreico e diurético.

Indicações Terapêuticas
Resfriado, gripe, pneumonia, hemoptise, dispepsia, apendicite, diabetes melito, pericardite, tosse, meningite, glaucoma, sarampo, diarreia, crupe e reumatismo.

Contraindicação
Nenhuma contraindicação foi encontrada nas literaturas pesquisadas. Porém, isto não significa que futuramente alguma contraindicação ou efeito colateral venha ser encontrado.

Precaução
A planta toda é venenosa, por isso deve ser empregada somente com orientação médica. A raiz e a baga contêm brionicina, que causa diarreia e enrijecimento tetânico. 20 bagas são suficientes para levar à morte.

Forma de Utilização
Uso Interno do Chá por Decocção
Parte usada: raízes.
Dose diária: 10 gramas, 3 vezes ao dia.

Informações Complementares
A planta só deve ser usada com orientação médica.
O produto *in natura* pode ser adquirido em um herbanário.

Bryophyllum calycinum Salisb.

Família
Crassuláceas/Crassulaceae.

Sinonímia Popular
Coirama-branca, folha-milagrosa, folha-grossa, roda-da-fortuna, orelha-de-monge, coirama, sempre-viva e saião.

Parte Usada
Folhas frescas.

Propriedades Medicinais
Antimicrobiano, anti-histamínico, anti-inflamatório, anti-hipertensivo, antitérmico, antigripal, antimicótico, antitussígeno, antivirulento, antiasmático, antileishmanial, analgésico, constritor dos vasos sanguíneos, diurético e anticolesterolêmico.

Indicações Terapêuticas
Leishmaniose, cefaleia, resfriado, abscesso, infecção pulmonar, erisipela, adenite, impetigo, calo, asma, tosse, diabetes melito, litíase biliar, queimadura, ferida, picada de insetos, gripe, colesterol, úlcera externa, verruga, ação sobre bactérias, vírus e micose.

Contraindicação
O seu uso é contraindicado na gestação, na lactação, na deficiência imunológica e em pessoa com hipersensibilidade a qualquer um dos componentes da planta.

Precaução
Evitar seu uso por muito tempo, pois possui efeito imunossupressor. É estimulante uterino.

Forma de Utilização
Uso Interno do Chá por Infusão
Parte usada: folhas frescas.
Dose diária: 15 gramas, 3 vezes ao dia.

Informações Complementares
O produto *in natura* pode ser adquirido em um herbanário.

Bursera leptophleos (Mart.) Engl.

Família
Burseráceas/Burseraceae.

Sinonímia Popular
Imburana, emburana e umburana.

Parte Usada
Casca.

Propriedades Medicinais
Antiasmático.

Indicações Terapêuticas
Bronquite, pneumonia, pleurite, congestão pulmonar, coqueluche e asma.

Contraindicação
Nenhuma contraindicação foi encontrada nas literaturas pesquisadas. Porém, isto não significa que futuramente alguma contraindicação ou efeito colateral venha ser encontrado.

Forma de Utilização
Uso Interno do Chá por Decocção
Parte usada: casca.
Dose diária: 10 gramas, 3 vezes ao dia.

Informações Complementares
O produto *in natura* pode ser adquirido em um herbanário.

Calendula officinalis L.

Família
Compostas/Compositae – Asteráceas/Asteraceae.

Sinonímia Popular
Calêndula, bem-me-quer, mal-me-quer, calêndula-das-boticas, verrucária, maravilha--dos-pudins, boas-noites, maravilha e margarida-dourada.

Parte Usada
Flores.

Propriedades Medicinais
Antivirulento, antiabortivo, antiespasmódico, antimicótico, anti-inflamatório, antibacteriano, antiemético, antiartrítico, antialérgico, anti-ictérico, antipsórico, antisséptico, analgésico, calmante, cicatrizante, colagogo, adstringente, emenagogo, vasodilatador e vulnerário.

Indicações Terapêuticas
Uso interno
Acne, artrite, dismenorreia, gastrite, gengivite, icterícia, impetigo, pólipos, psoríase, resfriado, úlcera gástrica, afta, ferida, úlcera duodenal, varizes e vulvovaginite[19].

Uso externo
Cicatrização, eritema, queimadura, dermatose seca, ferida e acne.

Contraindicação
O seu uso é contraindicado na gestação, na lactação e em pessoa com hipersensibilidade a qualquer um dos componentes da planta.

Forma de Utilização
Uso Interno do Chá por Infusão
Parte usada: flores.
Dose diária: 10 gramas, 3 vezes ao dia.

Informações Complementares
Nos dias atuais, praticamente não é mais usada internamente.
O produto *in natura* pode ser adquirido em um herbanário.

Camellia sinensis (L.) O. Kuntze

Família
Teáceas/Teaceae.

Sinonímia Popular
Chá-verde, árvore-do-chá e chá-da-índia.

Parte Usada
Folhas secas, não fermentadas.

Propriedades Medicinais
Antidiarreico, antiasmático e diurético.

Indicações Terapêuticas
Diarreia, arteriosclerose, hiperlipidemia, astenia, asma, reduz a fadiga e inibe o sono.

---
[19] Tricomoníase e candidíase.

Contraindicação
O seu uso é contraindicado na ansiedade, na taquicardia, na gastrite, na úlcera gastroduodenal e em pessoa com hipersensibilidade a qualquer um dos componentes da planta.

Precaução
Em alta dose pode causar nervosismo, insônia e taquicardia.

Forma de Utilização
Uso Interno do Chá por Infusão
Parte usada: folhas secas.
Dose diária: 15 gramas, de 3 a 4 vezes ao dia.

Informações Complementares
As folhas fermentadas constituem o chá-preto.
O produto *in natura* pode ser adquirido em um herbanário.

Carapa guianensis Aubl.

Família
Meliáceas/Meliaceae.

Sinonímia Popular
Andiroba, andiroba-saruba, iandiroba, carapa, carapá, cedro-macho e mogno-bastardo.

Parte Usada
Folhas ou cascas.

Propriedades Medicinais
Anti-inflamatório, antitumorigênico, antialérgico, antibacteriano, antimalárico, antiparasitário, antipsórico, anticarcinogênico, anti-helmíntico, antitérmico, antiácido, cicatrizante, analgésico e tônico.

Indicações Terapêuticas
Ferida, psoríase, parasitose, câncer de pele, dermatite, brotoeja, repelente de insetos, erisipela, contusão, dermatose, reumatismo, parotidite, herpes e febre.

Contraindicação
Nenhuma contraindicação foi encontrada nas literaturas pesquisadas. Porém, isto não significa que futuramente alguma contraindicação ou efeito colateral venha ser encontrado.

Forma de Utilização
Uso Interno do Chá por Infusão
Parte usada: folhas.
Dose diária: 15 gramas, 3 vezes ao dia.

Uso Interno do Chá por Decocção
Parte usada: casca.
Dose diária: 10 gramas, 3 vezes ao dia.

Informações Complementares
Uso externo do chá para ferida e úlcera externa.
O produto *in natura* pode ser adquirido em um herbanário.

Carbo activatus

Sinonímia Popular
Carvão vegetal.

Propriedades Medicinais
Antiflatulento e antiulceroso.

Indicações Terapêuticas
Flatulência, azia e úlcera gástrica.

Contraindicação
O seu uso é contraindicado na gestação e na lactação. Exceto com orientação médica.

Precaução
O carvão vegetal deve ser utilizado uma hora antes ou uma hora depois da utilização de outros medicamentos ou suplementos nutricionais, pelo risco de desativar seus efeitos ou impedir a absorção.

Informações Complementares
O produto pode ser adquirido em casa de produtos naturais ou em farmácia homeopática.

Cariniana brasiliensis Casaretto

Família
Lecitidáceas/Lecitidaceae.

Sinonímia Popular
Jequitibá, jequitibá-branco, jequitibá-rosa, jequitibá-vermelho, jecuiba, gequitibá e igibibá.

Parte Usada
Casca.

Propriedades Medicinais
Antidiarreico, adstringente e anti-hemorrágico.

Indicações Terapêuticas
Diarreia, hemoptise, hematúria e metrorragia.

Contraindicação
Nenhuma contraindicação foi encontrada nas literaturas pesquisadas. Porém, isto não significa que futuramente alguma contraindicação ou efeito colateral venha ser encontrado.

Forma de Utilização
Uso Interno do Chá por Decocção
Parte usada: casca.
Dose diária: 15 gramas, 3 vezes ao dia.

Uso Externo do Chá por Decocção
Na leucorreia, diluir na proporção de 1 colher das de sopa, da tintura, em meio litro de água morna; nas afecções da garganta e boca, usar 3 vezes ao dia a mesma solução em gargarejos. Jogar fora o restante.

Duração
Fazer uso do chá durante 10 dias, depois dar um intervalo de 7 dias e usar por mais 10 dias.
Nunca se deve fazer uso de chá por tempo indeterminado ou muito prolongado.

Informações Complementares
O produto *in natura* pode ser adquirido em um herbanário.

Casearia sylvestris Swartz

Família
Flacourtiáceas/Flacourtiaceae.

Sinonímia Popular
Guaçatunga, guaçatonga, guassatonga, erva-de-bugre, erva-de-pontada, vassitonga, guassatunga, pioia, gaimbim, língua-de-lagarto, chá-de-bugre, cafeeiro-do-mato, café-de-frade, apiá-acanoçu, bugre-branco, café-bravo, erva-lagarto, erva-pontada, língua-de-teju, língua-de-teiú, paratudo, varre-forno, vacatunga, fruta-de-saíra, café-do-diabo e cambroé.

Parte Usada
Folhas.

Propriedades Medicinais
Antiartrítico, antidiarreico, antiespasmódico, antissifilítico, anticolesterolêmico, antirreumático, anti-hipertensivo, anti-hemorrágico, anti-inflamatório, anti-herpético, antisséptico, antiulceroso, antipruriginoso, diurético, resolutivo, cicatrizante e depurativo.

Indicações Terapêuticas
Ácido úrico, artrite, má circulação, diarreia, eczema, hidropisia, ferida, hematoma, hemorragia por corte (efeito rápido), sífilis, obesidade, prurido, reumatismo, escabiose, herpes labial, herpes vaginal, gengivite, úlcera varicosa, cistite, febre reumática, úlcera gástrica, tônico cardíaco, afta, febre, queimadura, ferimento, erupção cutânea e vitiligo.

Contraindicação
O seu uso é contraindicado na gestação e em pessoa com hipersensibilidade a qualquer um dos componentes da planta.

Forma de Utilização
Uso Interno do Chá por Infusão
Parte usada: folhas.
Dose diária: 20 gramas, 3 vezes ao dia.

Uso Interno do Chá por Decocção
Parte usada: raízes.
Dose diária: 10 gramas, 3 vezes ao dia.

Informações Complementares
É indicado o seu uso externo em forma de tintura no corte que produz hemorragia. Aplicar algodão embebido com a substância. A fricção com a tintura alivia qualquer dor. O produto *in natura* pode ser adquirido em um herbanário.

Cassia augustifolia Vahl.

Família
Leguminosas/Leguminosae – Fabáceas/Fabaceae.

Sinonímia Popular
Sene, sene-de-alexandria, sene-de-palta e sene-da-índia.

Parte Usada
Folhas (chamada de folíolo de sene).

Propriedades Medicinais
Laxante, purgativo, antiarrítmico e cardiotônico.

Indicações Terapêuticas
Constipação e tônico cardíaco.

Contraindicação
O seu uso é contraindicado na gestação[20], na lactação[21], em criança menor de 6 anos, na diarreia, na hemorroida, na doença de Crohn, na síndrome do cólon irritável, na doença inflamatória intestinal aguda, no desequilíbrio hídrico ou eletrolítico, na cistite aguda, na apendicite aguda, na insuficiência hepática, renal e cardíaca, no período menstrual e em pessoa com hipersensibilidade a qualquer um dos componentes da planta.

Precaução
Em alta dose ou hipersensibilidade ao fármaco, pode produzir cólica intestinal e vômito.

---
[20] Oxitócico (substância que acelera o esvaziamento uterino, estimulando as contrações do miométrio). Pode causar o aborto com risco de vida.
[21] Pode causar diarreia no bebê, quando fizer uso do leite. A substância passa pelo leite materno.

O abuso no uso de sene pode comprometer perda de potássio. Esta planta não deve ser usada ao mesmo tempo com as seguintes plantas: *Gossyphyum hirsutum* L. (algodoeiro), *Equisetum arvense* L. (cavalinha) e a *Glycyrrhiza glabra* L. (alcaçuz); nem em uso de cardiotônico e de contraceptivo[22].

Posologia
2 cápsulas de 350 mg à noite, ao deitar.

Forma de Utilização
Uso Interno do Chá por Decocção
Parte usada: folíolos de sene.
Colocar 2 gramas em uma vasilha, de preferência vidro refratário, e despejar em 1 xícara de água e deixar em decocto, durante umas 10 horas. Depois de coar, beber 1 xícara ao deitar.

Duração
Fazer uso do chá durante 3 dias, depois dar um intervalo de 10 dias e usar por mais 2 dias. A planta deve ser usada apenas por curto período de tempo, nunca superior a 2 semanas.
Nunca se deve fazer uso de chá por tempo indeterminado ou muito prolongado.

Informações Complementares
O uso simultâneo de sene com outra droga ou erva que induz à hipocalcemia, como diurético, adrenocorticoide ou raiz de *Glycyrrhiza glabra* L. (alcaçuz), pode causar o desequilíbrio eletrolítico, resultando em disfunção cardíaca e neuromuscular.
O produto *in natura* pode ser adquirido em um herbanário.

Cassia occidentalis L.

Família
Leguminosas/Leguminosae – Fabáceas/Fabaceae.

Sinonímia Popular
Fedegoso, café-negro, ibixuma, folhas-de-pajé, lava-pratos, maioba, tararucu, cássia, pajamarioba e balambala. Nas regiões Norte e Nordeste do Brasil, como mata-pasto, mamangá e mangerioba.

Parte Usada
Folhas ou raízes.

Propriedades Medicinais
Antitérmico, antiflatulento, antineurálgico, antisséptico, antiasmático, antimalárico, anti-ictérico, antirreumático, antivirulento, anti-inflamatório, anti-helmíntico, diurético, colagogo, colerético, laxante, depurativo, emenagogo, hepatoprotetor e sudorífero.

---
[22] Qualquer forma de uso de anticoncepcional.

Indicações Terapêuticas
Bronquite, coqueluche, distensão muscular, eczema, epilepsia, erisipela, febre, flatulência, asma, hepatite, hemorroida, malária, impigem, inflamação uterina, neuralgia, hidropisia, icterícia, constipação, amenorreia, reumatismo, sarampo, escabiose, tuberculose pulmonar, colecistite, ferida e insuficiência hepática.

Contraindicação
O seu uso é contraindicado na gestação[23], na lactação, em criança menor de 12 anos e em pessoa com hipersensibilidade a qualquer um dos componentes da planta.

Precaução
A ingestão da semente crua pode provocar degeneração dos tecidos do fígado, do coração e dos pulmões.

Forma de Utilização
Uso Interno do Chá por Infusão
Parte usada: folhas.
Dose diária: 10 gramas, 3 vezes ao dia.

Parte usada: folhas – para combater a hidropisia e as hepatopatias.
Colocar 15 gramas em uma vasilha, de preferência vidro refratário, e despejar 1 litro de água fervente e deixar repousar, bem tampada, durante uns 10 minutos. Depois de coar, beber 1 gole de 2 em 2 horas. No final do dia, jogar fora o restante.

Parte usada: folhas – como purgante e emenagogo.
Colocar 20 gramas em uma vasilha, de preferência vidro refratário, e despejar 1 litro de água fervente e deixar repousar, bem tampada, durante uns 10 minutos. Depois de coar, beber 1 xícara (dose única). Jogar fora o restante.

Parte usada: raízes – como diurético.
Colocar 4 gramas em uma xícara e despejar água fervente, e deixar por 10 minutos. Depois de coar, beber morno ou frio.

Uso Interno do Chá por Decocção
Parte usada: raízes – para febre.
Dose diária: 15 gramas, 2 vezes ao dia.

Informações Complementares
O produto *in natura* pode ser adquirido em um herbanário.

Cayaponia tayuya (Matius) Cognieux

Família
Cucurbitáceas/Cucurbitaceae.

---

[23] Pode provocar o aborto com risco de vida.

Sinonímia Popular
Taiuiá, abobrinha-do-mato, ana-pimenta, azougue-dos-pobres, capitão-do-mato, fruta-de-gentio, melão-de-são-caetano, purga-de-caboclo, cabeça-de-negro, abóbora-d'anta, caiapó, tayuia, tomba, ana-pinta e raiz-de-bugre.

Parte Usada
Raízes.

Propriedades Medicinais
Antissifilítico, antineurálgico, antiartrítico, antiulceroso, anti-herpético, antidiarreico, diurético, antitérmico, antirreumático, antimalárico, antileucorreico, purgante, emenagogo e depurativo.

Indicações Terapêuticas
Artrite, gonorreia, febre, ciático, dermatose, diarreia, dispepsia, eczema, erisipela, escrofulose, constipação, malária, úlcera, furúnculo, neuralgia, ferida, sífilis, hidropisia, leucorreia, herpes, linfangite e reumatismo.

Contraindicação
O seu uso é contraindicado na gestação, na lactação, na diarreia crônica e em pessoa com hipersensibilidade a qualquer um dos componentes da planta.

Precaução
Em alta dose se torna tóxica, devido à presença da cucurbicina.

Forma de Utilização
Uso Interno do Chá por Decocção
Parte usada: raízes.
Dose diária: 10 gramas, 3 vezes ao dia.

Informações Complementares
O produto *in natura* pode ser adquirido em um herbanário.

Cayaponia trilobata Cognieux

Família
Cucurbitáceas/Cucurbitaceae.

Sinonímia Popular
Abóbora-de-anta, abóbora-d'anta, abobrinha-do-mato e fruto-de-anta.

Parte Usada
Raízes.

Propriedades Medicinais
Antirreumático, anti-inflamatório[24], antianêmico, analgésico, tônico, emenagogo, diurético e laxante.

Indicações Terapêuticas
Obesidade[25], anemia ferropriva, constipação, reumatismo, artralgia e mialgia.

Contraindicação
O seu uso é contraindicado em pessoa com história de diarreia crônica e com hipersensibilidade a qualquer um dos componentes da planta.

Forma de Utilização
Uso Interno do Chá por Decocção
Parte usada: raízes.
Dose diária: 10 gramas, 3 vezes ao dia.

Informações Complementares
Segundo o Índice Terapêutico Fitoterápico (2008), possui ação antitóxica para veneno de cobra do gênero *Crotallus*.
O produto *in natura* pode ser adquirido em um herbanário.

Cecropia hololeuca Miquel

Família
Moráceas/Moraceae.

Sinonímia Popular
Umbaúba, ambaí, ambaú, ambaitinga, ambaíba, ambaúba, imbaúba, imbaíba, embaúba, torém e pau-de-lixa.

Parte Usada
Folhas ou brotos.

Propriedades Medicinais
Antidiabético, antiasmático, antidiarreico, antisséptico, antidispneico, antidisentérico, sedativo, antiulceroso, antitussígeno, anti-hipertensivo, anti-hemorrágico, analgésico, expectorante, diurético, cardiotônico, descongestionante, adstringente, cicatrizante e vulnerário.

Indicações Terapêuticas
Asma, bronquite, diabetes melito, mal de Parkinson, doença cardiovascular, coqueluche, tosse, hematúria, hipertensão arterial sistêmica, dispneia, disenteria, diarreia, ferida, úlcera e verruga.

---

[24] Atua como anti-inflamatório na doença reumática.
[25] Usar como auxiliar no tratamento da obesidade.

Contraindicação
Nenhuma contraindicação foi encontrada nas literaturas pesquisadas. Porém, isto não significa que futuramente alguma contraindicação ou efeito colateral venha ser encontrado.

Forma de Utilização
Uso Interno do Chá por Infusão
Parte usada: folhas.
Dose diária: 20 gramas, 3 vezes ao dia.

Parte usada: suco de folhas frescas.
Colocar 2 folhas para 2 xícaras de água e bater no liquidificador. Beber 1 gole de hora em hora, espaçando-se mais aos primeiros sinais de melhora.

Parte usada: brotos.
Dose diária: 10 gramas, 3 vezes ao dia.

Uso Externo
Usar o látex em ferida crônica, úlcera e verruga.

Duração
Fazer uso do chá durante 10 dias, depois dar um intervalo de 10 dias e usar por mais 10 dias.
Nunca se deve fazer uso de chá por tempo indeterminado ou muito prolongado.

Informações Complementares
O produto *in natura* pode ser adquirido em um herbanário.

Centella asiatica (L.) Urban

Família
Umbelíferas/Umbelliferae – Apiáceas/Apiaceae.

Sinonímia Popular
Centelha-asiática, pata-de-burro, pata-de-cavalo, pata-de-mula, cairuçu asiático e codagem.

Parte Usada
Parte aérea.

Propriedades Medicinais
Antibacteriano, antidepressivo, antidiarreico, anti-inflamatório, antimalárico, antimicrobiano, antirreumático, antipsórico, antissifilítico, anti-ictérico, depurativo, cicatrizante, vasodilatador periférico, calmante, diurético e vulnerário.

Indicações Terapêuticas
Amenorreia, cãibra, celulite, constipação, eczema, depressão, furúnculo, lúpus, diarreia, úlcera varicosa, leucorreia, hematoma, reumatismo, sífilis, psóriase, hanseníase,

dismenorreia, disúria, epistaxe, escrofulose, hemorroida, icterícia, insuficiência venosa, malária, sarampo e varizes.

Contraindicação
O seu uso é contraindicado na gestação, na lactação, em criança menor de 12 anos, na gastrite, na úlcera, na insuficiência renal, na insuficiência hepática e em pessoa com hipersensibilidade a qualquer um dos componentes da planta.

Precaução
Em região tropical, pode causar fotossensibilização cutânea, gerando mancha na pele.

Em alta dose pode causar náusea e produzir efeito depressor no sistema nervoso central podendo ocasionar vertigem.

Quando usada internamente não deve ser administrada por mais de 4 semanas.

Posologia
1 cápsula de 300 mg, 3 vezes ao dia, às refeições.

Forma de Utilização
Uso Interno do Chá por Infusão
Parte usada: partes aéreas.
Dose diária: 10 gramas, 3 vezes ao dia.

Informações Complementares
Conhecida também pelo nome de *Hydrocotile asiatica* L.
O produto *in natura* pode ser adquirido em um herbanário.
A tintura fitoterápica é controlada pela ANVISA e vendida em farmácia homeopática.
Venda sob prescrição médica.

Cephaelis ipecacuanha A. Rich.

Família
Rubiáceas/Rubiaceae.

Sinonímia Popular
Ipecacuanha, ipecacuanha-anelada, poaia, poaia-verdadeira, póaia-das-boticas, cipó-emético, ipeca, raiz-do-brasil e ipê-caa-coene.

Parte Usada
Rizoma ou raiz de 3 a 4 anos.

Propriedades Medicinais
Antiparasitário, antidisentérico, antiamebiano, antidiarreico, antileishmanial, anti-hemorrágico, antiemético, adstringente, expectorante, sudorífero, descongestionante e sedativo.

Indicações Terapêuticas
Coqueluche, bronquite, disenteria, congestão pulmonar, expectorante, broncopneumonia, diarreia amebiana, hemoptise, hematúria, leishmaniose cutânea, leishmaniose visceral[26], amebíase, pneumonia e diarreia.

Contraindicação
O seu uso é contraindicado na gravidez, na lactação, em criança menor de 12 anos, na terceira idade, na cardiopatia[27], e em pessoa com hipersensibilidade a qualquer um dos componentes da planta.

Forma de Utilização
Uso Interno do Chá por Decocção
Parte usada: rizoma ou raiz.
Dose diária: 1 grama, 3 vezes ao dia.

Informações Complementares
O produto *in natura* pode ser adquirido em um herbanário.

Ceratonia siliqua L.

Família
Leguminosas/Leguminosae – Fabáceas/Fabaceae.

Sinonímia Popular
Farinha-das-diarreias, fava-rica, figueira-do-egito e fruto-de-pitágoras.

Parte Usada
Polpa do fruto, semente ou goma de alfarroba.

Propriedades Medicinais
Polpa
Adstringente, antidiarreico, antiemético e absorvente de toxinas.

Semente e goma
Antidiabético e anticolesterolêmico.

Indicações Terapêuticas
Polpa
Gastrenterite, vômito, diarreia, gastrite e úlcera gastroduodenal.

Semente e goma
Colesterol, obesidade, arteriosclerose, gastrenterite, diabetes melito, vômito, tosse emetizante, diarreia, gastrite, úlcera gastroduodenal, espru e doença celíaca.

---
[26]Conhecida também como doença calazar.
[27]Pelo fato de possuir alcaloides que podem provocar hipotensão arterial e arritmia.

Contraindicação
O seu uso é contraindicado na estenose do tubo digestório, na oclusão intestinal e em pessoa com hipersensibilidade a qualquer um dos componentes da planta.

Precaução
Pode haver necessidade de reajustar a dose de insulina no enfermo com diabetes melito. Também pode reduzir a absorção intestinal de medicamento.

Forma de Utilização
Uso Interno do Chá por Decocção
Parte usada: sementes.
Dose diária: 10 gramas, 3 vezes ao dia.

Informações Complementares
O produto *in natura* pode ser adquirido em um herbanário.

Cereus giganteus Engelm.

Família
Cactáceas/Cactaceae.

Sinonímia Popular
Cardeiro e urumbeva. Na Região Nordeste do Brasil, como mandacaru e jamacaru; e no Estado do Mato Grosso, como urumbeba.

Parte Usada
Flores ou cascas.

Propriedades Medicinais
Antitérmico, antiescorbútico, anti-inflamatório, diurético e cardiotônico.

Indicações Terapêuticas
Afecção pulmonar, retenção urinária, tônico cardíaco, inflamação, escorbuto, abscesso e febre.

Contraindicação
Nenhuma contraindicação foi encontrada nas literaturas pesquisadas. Porém, isto não significa que futuramente alguma contraindicação ou efeito colateral venha ser encontrado.

Forma de Utilização
Uso Interno do Chá por Infusão
Parte usada: flores.
Dose diária: 10 gramas, 3 vezes ao dia.

Uso Interno do Chá por Decocção
Parte usada: casca.
Dose diária: 5 gramas, 3 vezes ao dia.

Informações Complementares
O produto *in natura* pode ser adquirido em um herbanário.

Chelidonium majus L.

Família
Papaveráceas/Papaveraceae.

Sinonímia Popular
Quelidônia, celidônia e celidônia-maior.

Parte Usada
Parte aérea florida.

Propriedades Medicinais
Purgante, analgésico, antitussígeno, antivirulento, diurético, antitumorigênico, colagogo, sedativo, anti-hemorrágico, anti-ictérico, antiasmático, antibacteriano e antiespasmódico.

Indicações Terapêuticas
Uso interno
Icterícia, hidropisia, inapetência, gastralgia, hemorragia, hipertonia gástrica, espasmo, angina do peito, asma, gota e tosse.

Uso externo
O seu sumo é usado na verruga.

Contraindicação
O seu uso é contraindicado na gestação, na lactação, na obstrução das vias biliares e em pessoa com hipersensibilidade a qualquer um dos componentes da planta.

Forma de Utilização
Uso Interno do Chá por Infusão
Parte usada: a planta florida.
Dose diária: 4 gramas, 3 vezes ao dia.

Informações Complementares
O produto *in natura* pode ser adquirido em um herbanário.

Chenopodium ambrosioides L.

Família
Chenopodiáceas/Chenopodiaceae.

Sinonímia Popular
Erva-de-santa-maria, ambrosina, lombrigueira, ambrisina, cravinho-do-mato, erva--mata-pulgas, erva-das-lombrigas, erva-formigueira, ambrósia e erva-vomiteira. Nas regiões Norte e Nordeste do Brasil, como mentruz e mastruço.

Parte Usada
Folhas.

Propriedades Medicinais
Antitussígeno, anti-helmíntico, antiasmático, antigripal, anti-hemorroidário, diurético, tônico, sudorífero, cicatrizante, digestivo, hipossecretor gástrico e vulnerário.

Indicações Terapêuticas
Angina, infecção pulmonar, contusão, ressaca alcoólica, afecção hepática, asma, bronquite, má circulação, cãibra, gripe, hemorroida, laringite, ascaridíase, oxiuríase, ancilostomíase, amebíase, escabiose, tosse, tuberculose pulmonar e varizes.

Contraindicação
O seu uso é contraindicado na gestação[28], na lactação, em criança menor de 2 anos e em pessoa com hipersensibilidade a qualquer um dos componentes da planta.

Precaução
Em alta dose pode provocar irritação na pele e da mucosa, vômito, irritação gástrica, vertigem, cefaleia, danos nos rins e no fígado, colapso circulatório e eventualmente morte.

Forma de Utilização
Uso Interno do Chá por Infusão
Parte usada: folhas.
Dose diária: 10 gramas, 3 vezes ao dia.

Informações Complementares
Deve-se ter cuidado com o uso desta planta.
O produto *in natura* pode ser adquirido em um herbanário.

Chicorium endivia L.

Família
Compostas/Compositae – Asteráceas/Asteraceae.

Sinonímia Popular
Chicória, chicarola, chicória-selvagem, almeirão, endiva e chicória-amarga.

Parte Usada
Folhas ou raízes.

Propriedades Medicinais
Antianêmico, antiartrítico, antiescorbútico, anti-ictérico, antirreumático, depurativo, diurético, tônico e laxativo.

---

[28] Pode provocar o aborto com risco de vida.

Indicações Terapêuticas
Anemia ferropriva, artrite, escorbuto, icterícia e reumatismo.

Contraindicação
Nenhuma contraindicação foi encontrada nas literaturas pesquisadas. Porém, isto não significa que futuramente alguma contraindicação ou efeito colateral venha ser encontrado.

Forma de Utilização
Uso Interno do Chá por Infusão
Parte usada: folhas.
Dose diária: 8 gramas, 3 vezes ao dia.

Duração
Fazer uso do chá durante 8 dias, depois dar um intervalo de 5 dias e repetir a dose em dias alternados por mais 10 dias.
Nunca se deve fazer o uso de chá por tempo indeterminado ou muito prolongado.

Informações Complementares
O produto *in natura* pode ser adquirido em um herbanário.

Chicorium intybus L.

Família
Compostas/Compositae – Asteráceas/Asteraceae.

Sinonímia Popular
Chicória, chicarola, endiva, escarola, chicória-selvagem, almeirão e chicória-adstringente.

Parte Usada
Folhas ou raízes.

Propriedades Medicinais
Depurativo, tônico, diurético e laxante.

Indicações Terapêuticas
Inapetência, dispepsia e hepatopatia.

Contraindicação
Nenhuma contraindicação foi encontrada nas literaturas pesquisadas. Porém, isto não significa que futuramente alguma contraindicação ou efeito colateral venha ser encontrado.

Forma de Utilização
Uso Interno do Chá por Infusão
Parte usada: folhas.
Dose diária: 15 gramas, 3 vezes ao dia.

Uso Interno do Chá por Decocção
Parte usada: raízes.
Dose diária: 10 gramas, 3 vezes ao dia.

Duração
Fazer uso do chá durante 8 dias e dar um intervalo de 5 dias e repetir a dose em dias alternados por mais 10 dias.
Nunca se deve fazer uso de chá por tempo indeterminado ou muito prolongado.

Informações Complementares
O produto *in natura* pode ser adquirido em um herbanário.

Chondodendron platyphyllum (Saint-Hilaire) Miers.

Família
Menispermáceas/Menispermaceae.

Sinonímia Popular
Abutua, abuta, abuta-preta, abútua-do-amazonas, abútua-verdadeira, baga-da-praia, barbasco, jaboticaba-de-cipó, parreira-branca, parreira-brava, panibaga e uva-do-mato.

Parte Usada
Folhas ou raízes.

Propriedades Medicinais
Analgésico, antibacteriano, anticonvulsivo, antiartrítico, antitérmico, antirreumático, tônico, anti-inflamatório, antimalárico, antisséptico, antiespasmódico, antitussígeno, antitumorigênico, diurético, emenagogo, hepatoprotetor, anti-hipertensivo, purgante, estimulante, antiflatulento, hidropisia, expectorante, citotóxico e estomático.

Indicações Terapêuticas
Malária, litíase renal, má digestão, artrite, artrose, constipação, tontura, tosse, hidropisia, cólica renal, convulsão, espasmo, tumor, hipertensão arterial sistêmica, flatulência, febre e reumatismo.

Contraindicação
O seu uso é contraindicado na gestação, na lactação, na cardiopatia, em criança menor de 12 anos e em pessoa com hipersensibilidade a qualquer um dos componentes da planta.

Precaução
Em alta dose pode provocar metrorragia.

Posologia
1 cápsula de 500 mg, 3 vezes ao dia.

Forma de Utilização
Uso Interno do Chá por Infusão
Parte usada: folhas.
Dose diária: 20 gramas, 3 vezes ao dia.

Uso Interno do Chá por Decocção
Parte usada: raízes.
Dose diária: 10 gramas, 3 vezes ao dia.

Informações Complementares
O produto *in natura* pode ser adquirido em um herbanário.

Cochlearia officinalis L.

Família
Crucíferas/Cruciferae – Brassicáceas/Brassicaceae.

Sinonímia Popular
Cocleária.

Parte Usada
Planta florida (fresca).

Propriedades Medicinais
Antiescorbútico, antirreumático, antiartrítico, adstringente, depurativo, estimulante, aperiente, digestivo e rubefaciente.

Indicações Terapêuticas
Escorbuto, reumatismo, gota, inapetência, artrite, astenia, ácido úrico e bronquite.

Contraindicação
Nenhuma contraindicação foi encontrada nas literaturas pesquisadas. Porém, isto não significa que futuramente alguma contraindicação ou efeito colateral venha ser encontrado.

Forma de Utilização
Parte usada: planta florida (fresca).
Dose diária: 20 gramas, 3 vezes ao dia.

Informações Complementares
O produto *in natura* pode ser adquirido em um herbanário.

Coffea arabica L.

Família
Rubiáceas/Rubiaceae.

Sinonímia Popular
Cafeeiro, café, cafezeiro, pé-de-café e jasminum arabicum.

Parte Usada
Sementes (de preferência não torradas).

Propriedades Medicinais
Anti-hemorrágico, antidiarreico, antiespasmódico, antiasmático, antitérmico, anti-inflamatório, antidiabético, antigripal, depurativo, digestivo, expectorante, analgésico, broncodilatador, tônico, sudorífero e vulnerário.

Indicações Terapêuticas
Asma, diabetes melito, bronquite, cefaleia, diarreia, pneumonia, tontura, cansaço mental, gripe, edema, espasmo, má circulação, febre, enxaqueca, falta de ar e síncope.

Contraindicação
O seu uso é contraindicado na gestação, na lactação, na pediatra, na gastrite, na agitação psicomotora, na taquicardia, na úlcera péptica, na insônia, na hipertensão arterial sistêmica, no hipertireoidismo e em pessoa com hipersensibilidade a qualquer um dos componentes da planta.

Precaução
O uso prolongado pode causar dependência e reduzir a vitalidade. Não deve ser associado a tranquilizante, nem a estimulantes como ginseng, noz-de-cola, guaraná, chá-mate, chá-preto, chimarrão, éfedra, etc.

Forma de Utilização
Uso Interno do Chá por Infusão
Parte usada: sementes.
Dose diária: 10 gramas, de 3 a 4 vezes ao dia.

Informações Complementares
O produto *in natura* pode ser adquirido em um herbanário.

Convallaria majalis L.

Família
Liliáceas/Liliaceae.

Sinonímia Popular
Convalária, flor-de-maio, lírio-convale, lírio-do-vale e lágrimas-de-salomão.

Parte Usada
Parte aérea em flor.

Propriedades Medicinais
Cardiotônico e diurético.

Indicações Terapêuticas
Arritmia cardíaca, insuficiência hepática, insuficiência renal, insuficiência cardíaca crônica, coração senil, doença cardiopulmonar crônica e dispneia de origem cardíaca.

Contraindicação
O seu uso é contraindicado ao mesmo tempo com outro cardiotônico, com quinidina, com sais de cálcio, com diurético, com laxativo, com glicocorticoide e em pessoa com hipersensibilidade a qualquer um dos componentes da planta.

Precaução
Por possuir heterosídeo cardiotônico muito ativo, faz-se necessário o seu uso sob controle médico especializado. Em alta dose, pode causar alteração cardíaca ou levar à morte por parada cardíaca.

Forma de Utilização
Devido à dificuldade de obter planta padronizada, recomenda-se usar somente o produto a base de tintura, manipulada por laboratório botânico.

Duração
Fazer uso do chá durante 10 dias, depois dar um intervalo de 10 dias e usar por mais 10 dias. Nunca se deve fazer o uso de chá por tempo indeterminado ou muito prolongado.

Informações Complementares
O produto *in natura* pode ser adquirido em um herbanário.

Convolvulus operculina Gomes

Família
Convolvuláceas/Convolvulaceae.

Sinonímia Popular
Jalapa, briônia-da-américa, flor-de-quatro-horas, batata-de-purga e ruibarbo-branco. No Estado de São Paulo, como jalapa-brasileira.

Parte Usada
Raízes tuberosas.

Propriedades Medicinais
Antidiarreico, antileucorreico, depurativo, anti-hemorrágico e adstringente.

Indicações Terapêuticas
Constipação, diarreia, hidropisia, leucorreia, metrorragia, epistaxe, depurativo e dermatose.

Contraindicação
O seu uso é contraindicado na gestação[29], na lactação, em criança menor de 12 anos e em pessoa com hipersensibilidade a qualquer um dos componentes da planta.

Precaução
Em alta dose, é venenosa.

---

[29] Por sua capacidade possivelmente teratogênica.

Forma de Utilização

Uso Interno do Chá por Decocção: como Laxante
Parte usada: raízes.

Colocar 5 gramas em uma vasilha, de preferência vidro refratário, e despejar 2 copos de água fria e fazer o cozimento. Ferver por 10 minutos. Depois de coar, beber 1 copo (dose única). Jogar fora o restante.

Não se deve fazer uso do chá preparado por mais de 12 horas, mesmo tendo ficado em geladeira.

Uso Interno do Chá por Decocção: como Purgante
Parte usada: raízes.

Colocar 10 gramas em uma vasilha, de preferência vidro refratário, e despejar 2 copos de água fria e fazer o cozimento. Ferver por 10 minutos. Depois de coar, beber 1 copo (dose única). Jogar fora o restante.

Não se deve fazer uso do chá preparado por mais de 12 horas, mesmo tendo ficado em geladeira.

Uso Interno do Chá por Decocção: Indicação Geral
Parte usada: raízes.
Dose diária: 10 gramas, 3 vezes ao dia.

Informações Complementares
O produto *in natura* pode ser adquirido em um herbanário.

Copernicia Cerifera Martius

Família
Palmas/Palmae – Arecáceas/Arecaceae.

Sinonímia Popular
Carnaubeira, carnaúba, carandaí e coqueiro-carandá.

Parte Usada
Raízes.

Propriedades Medicinais
Antirreumático e antissifilítico.

Indicações Terapêuticas
Hidropisia, reumatismo e sífilis.

Contraindicação
Nenhuma contraindicação foi encontrada nas literaturas pesquisadas. Porém, isto não significa que futuramente alguma contraindicação ou efeito colateral venha ser encontrado.

Forma de Utilização
Uso Interno do Chá por Infusão
Parte usada: raízes.
Dose diária: 10 gramas, 3 vezes ao dia.

Informações Complementares
O produto *in natura* pode ser adquirido em um herbanário.

Coronopus Didymus (L.) Smith

Família
Cruciferas/Cruciferae – Brassicáceas/Brassicaceae.

Sinonímia Popular
Erva-de-santa-maria, erva-vomiqueira, erva-formigueira, mentruz-rasteiro, mastruço-dos-índios e mastruz-miúdo.

Parte Usada
Folhas, flores ou sementes.

Propriedades Medicinais
Colerético, anti-helmíntico e expectorante.

Indicações Terapêuticas
Bronquite, vermífugo, gota e ácido úrico.

Contraindicação
Nenhuma contraindicação foi encontrada nas literaturas pesquisadas. Porém, isto não significa que futuramente alguma contraindicação ou efeito colateral venha ser encontrado.

Forma de Utilização
Uso Interno do Chá por Infusão
Parte usada: folhas.
Dose diária: 10 gramas, 3 vezes ao dia.

Informações Complementares
O produto *in natura* pode ser adquirido em um herbanário.

Costus spicatus Swartz

Família
Zingiberáceas/Zingiberaceae.

Sinonímia Popular
Cana-do-brejo, cana-de-macaco, cana-roxa, paco-catinga, cana-do-mato e canarana.

Parte Usada
A planta toda, sem raiz.

Propriedades Medicinais
Adstringente, antimicrobiano, anti-inflamatório, antissifilítico, depurativo, tônico, antinefrítico, emenagogo, antitérmico e sudorífero.

Indicações Terapêuticas
Amenorreia, leucorreia, nefrite, sífilis, hidropisia, arteriosclerose, gonorreia, litíase renal, febre e uretrite.

Contraindicação
O seu uso é contraindicado na gestação, na lactação e em pessoa com hipersensibilidade a qualquer um dos componentes da planta.

Forma de Utilização
Uso Interno do Chá por Infusão
Parte usada: a planta toda, sem raiz.
Dose diária: 10 gramas, de 3 a 4 vezes ao dia.

Informações Complementares
O produto *in natura* pode ser adquirido em um herbanário.

Crataegus oxyacantha Jacq.

Família
Rosáceas/Rosaceae.

Sinonímia Popular
Espinheiro-branco, cratego, crataego, pirliteiro e cambroeira.

Parte Usada
Parte aérea florida.

Propriedades Medicinais
Antirreumático, antitumorigênico, antiespasmódico, anti-inflamatório, cardiovascular, diurético, antioxidante, cardiotônico, digestivo, sedativo, analgésico, antivirulento e emenagogo.

Indicações Terapêuticas
Tônico cardíaco, insuficiência cardíaca, taquicardia paroxística, palpitação, angina do peito, espasmo vascular, arteriosclerose, angústia, insônia, zumbido no ouvido e arritmia cardíaca.

Contraindicação
O seu uso é contraindicado na gestação, na lactação, em criança menor de 6 anos, na hipotensão arterial e em pessoa com hipersensibilidade a qualquer um dos componentes da planta.

Precaução
O seu uso deve ser evitado por pessoa com uma frequência cardíaca irregular e não deve ser associado a betabloqueadores, heterosídeo cardiotônico nem a benzodiazepínico. Em alta dose, pode provocar insuficiência respiratória e cardíaca.

Posologia
1 cápsula de 200 mg do extrato seco, 3 vezes ao dia.

Forma de Utilização
Uso Interno do Chá por Infusão
Parte usada: flores.
Dose diária: 4 gramas, 3 vezes ao dia.

Informações Complementares
Mesmo a planta sendo pouco tóxica, recomenda-se seu uso por um curto período de tempo e com acompanhamento médico.
O produto *in natura* pode ser adquirido em um herbanário.

Croton campestris Saint-Hilaire

Família
Euforbiáceas/Euphorbiaceae.

Sinonímia Popular
Velame-do-campo, cróton-campestre, curraleira, capincigui e velame-do-mato-de-minas. Nas regiões Norte e Nordeste do Brasil, como velame-verdadeiro.

Parte Usada
Folhas ou raízes.

Propriedades Medicinais
Anti-herpético, antirreumático, anti-inflamatório, vulnerário, antissifilítico, antiartrítico e depurativo.

Indicações Terapêuticas
Artrite, gonorreia, eczema, ácido úrico, sífilis, herpes, impigem, taquicardia, erisipela, afecção cutânea, gota e reumatismo.

Contraindicação
Nenhuma contraindicação foi encontrada nas literaturas pesquisadas. Porém, isto não significa que futuramente alguma contraindicação ou efeito colateral venha ser encontrado.

Forma de Utilização

Uso Interno do Chá por Infusão
Parte usada: folhas.
Dose diária: 20 gramas, 3 vezes ao dia.

Uso Interno do Chá por Decocção
Parte usada: raízes.
Dose diária: 10 gramas, 3 vezes ao dia.

Informações Complementares
O produto *in natura* pode ser adquirido em um herbanário.

Croton fulvum Martius

Família
Euforbiáceas/Euphorbiaceae.

Sinonímia Popular
Velame-do-campo e velame-verdadeiro.

Parte Usada
Folhas ou raízes.

Propriedades Medicinais
Antirreumático, antissifilítico, antifilárico, anti-inflamatório, antiulceroso, depurativo e vulnerário.

Indicações Terapêuticas
Reumatismo, filariose, escrofulose, tuberculose pulmonar, erisipela, eczema, impigem, gota, sífilis, ácido úrico e úlcera.

Contraindicação
Nenhuma contraindicação foi encontrada nas literaturas pesquisadas. Porém, isto não significa que futuramente alguma contraindicação ou efeito colateral venha ser encontrado.

Forma de Utilização

Uso Interno do Chá por Infusão
Parte usada: folhas.
Dose diária: 20 gramas, 3 vezes ao dia.

Uso Interno do Chá por Decocção
Parte usada: raiz.
Dose diária: 10 gramas, 3 vezes ao dia.

Informações Complementares
O produto *in natura* pode ser adquirido em um herbanário.

Cucurbita maxima Duchesne

Família
Cucurbitáceas/Cucurbitaceae.

Sinonímia Popular
Abóbora-amarela, abóbora-dos-telhados, abóbora-jerimu, abóbora-moranga, jerimu, jeremum e jurubum.

Parte Usada
Semente sem casca.

Propriedades Medicinais
Anti-inflamatório, anti-helmíntico e diurético.

Indicações Terapêuticas
Ascaridíase[30], hipertrofia benigna da próstata[31] e perturbações miccionais associadas a adenoma[32] prostático.

Contraindicação
Nenhuma contraindicação foi encontrada nas literaturas pesquisadas. Porém, isto não significa que futuramente alguma contraindicação ou efeito colateral venha ser encontrado.

Precaução
O fármaco alivia a perturbação decorrente da hipertrofia prostática, mas não reduz o edema, pelo que se recomenda acompanhamento médico constante.

Forma de Utilização
Na Hipertrofia da Próstata
Parte usada: sementes descascadas.
Dose diária: 10 gramas de sementes, 2 vezes ao dia.

Como Anti-Helmíntico
Parte usada: sementes descascadas.

Adulto
De 50 a 100 gramas de sementes ao dia devem ser trituradas e misturadas com mel. Usar, de 1 em 1 hora, 1 colher das de chá durante todo o dia. Entre 3 a 4 horas, após a última ingestão, administrar um purgante salino.

---
[30]Infecção causada pela *Ascaris lumbricoides,* conhecida popularmente como lombriga.
[31]Tem ação na fase inicial da hipertrofia benigna da próstata.
[32]Adenoma é um tumor benigno, de tecido epitelial, em que as células se constituem de formações de aspecto glandular, ou se originam, nitidamente, de elementos glandulares.

Criança
De 30 a 40 gramas de sementes ao dia devem ser trituradas e misturadas com mel. Usar, de 1 em 1 hora, 1 colher das de café durante todo o dia e administrar por 4 dias. E após os 4 dias de administração fazer o uso de um purgante[33].

Informações Complementares
O produto *in natura* pode ser adquirido em um herbanário.

Cuphea balsamora Cham. et Schlecht

Família
Litráceas/Lithraceae.

Sinonímia Popular
Erva-de-sangue, sete-sangrias e guaxuma-vermelha.

Parte Usada
Parte aérea.

Propriedades Medicinais
Antitussígeno, antimalárico, anticolesterolêmico, antidiarreico, antirreumático, antissifilítico, antitérmico, anti-hipertensivo, cardiotônico, tônico, depurativo, antipsórico, sedativo, diurético, sudorífero e emenagogo.

Indicações Terapêuticas
Hipertensão arterial sistêmica, arritmia cardíaca, tosse, arteriosclerose, psoríase, eczema, malária, febre, furúnculo, reumatismo, diarreia, ácido úrico, sífilis e colesterol.

Contraindicação
O seu uso é contraindicado em criança menor de 12 anos e em pessoa com hipersensibilidade a qualquer um dos componentes da planta.

Precaução
Em alta dose, pode causar diarreia.

Forma de Utilização
Uso Interno do Chá por Infusão
Parte usada: parte aérea.
Dose diária: 10 gramas, 3 vezes ao dia.

Informações Complementares
O produto *in natura* pode ser adquirido em um herbanário.

---
[33]Para administrar o purgante, deve-se buscar orientação médica.

Cupressus sempervirens L.

Família
Cupressáceas/Cupressaceae.

Sinonímia Popular
Cipreste, cipreste-da-itália, cipreste-comum, pinheiro-do-canadá e elixir-de-mururé.

Parte Usada
Gálbula[34] não madura, por vezes os rebentos recentes.

Propriedades Medicinais
Adstringente, antidisentérico, cicatrizante, anti-hemorroidário, expectorante, vasoconstritor e antitérmico.

Indicações Terapêuticas
Disenteria, insuficiência venosa[35], hemorroida, febre, bronquite, gonorreia, flebite e hérnia.

Contraindicação
O seu uso é contraindicado na gestação, na lactação e em pessoa com hipersensibilidade em qualquer um dos componentes da planta.

Precaução
A glábula e o rebento são de baixa toxicidade, porém o uso do óleo essencial, em dose elevada, pode causar irritação nos rins e tem ação oxitócica[36] e neurotóxica.

Forma de Utilização
Uso Interno do Chá por Decocção
Parte usada: gálbula.
Dose diária: 30 gramas, 3 vezes ao dia.

Informações Complementares
O produto *in natura* pode ser adquirido em um herbanário.

Curcuma longa L.

Família
Zingiberáceas/Zingiberaceae.

---

[34] Gálbula – cone carnoso e baciforme, que encerra várias sementes, sendo próprio dos gêneros *Cupressus* e *Juniperus*.
[35] Varizes e tromboflebite.
[36] Oxitócico – substância que acelera o esvaziamento uterino, estimulando as contrações do miométrio.

Sinonímia Popular

Açafrão-da-terra, açafroeira-da-índia, batata-amarela, açafroeira, gengibre-amarelo, açafrão-da-índia, açafroa, curcuma e gengibre-dourado.

Parte Usada

Rizoma cilíndrico ou ovoide.

Propriedades Medicinais

Antisséptico, antimicótico, antiflatulento, antiasmático, antioxidante, antiemético, antitussígeno, antipsórico, anticolesterolêmico, antimutagênico, hepatoprotetor, aromático, estimulante, digestivo, emenagogo e colagogo.

Indicações Terapêuticas

Bronquite, litíase renal, úlcera gástrica, úlcera duodenal, colesterol, má circulação, tosse, azia, micose, hepatite, resfriado, vômito, dermatose, halitose, flatulência, gastrite, psoríase, gota, ferida, hiperlipidemia, arteriosclerose, tromboembolia, litíase biliar, constipação, anorexia, insônia e inapetência.

Contraindicação

O seu uso é contraindicado na gestação, na lactação, em criança menor de 12 anos, nas vias biliares obstruídas e em pessoa com hipersensibilidade a qualquer um dos componentes da planta.

Precaução

O rizoma usado em fitoterapia deve ser acondicionado em embalagem que proteja contra a luz solar, em decorrência da sua fotossensibilidade.

É importante ter cuidado e não usar mais do que 10 gramas da planta por dia (30 estigmas ou 3 colheres de sobremesa) porque esta planta é tóxica em grande dose, podendo dar alteração no sistema nervoso, ou provocar aborto.

Forma de Utilização

Uso Interno do Chá por Decocção
Parte usada: rizoma.
Dose diária: 3 gramas, 3 vezes ao dia.

Informações Complementares

O produto *in natura* pode ser adquirido em um herbanário.

Cymbopogum citratus (DC.) Stapf.

Família

Gramíneas/Gramineae – Poáceas/Poaceae.

Sinonímia Popular

Capim-cidreira, capim-cheiroso, chá-de-estrada, erva-cidreira, citronela-de-javaca, capim-limão, capim-cidrão, capim-cidró e citronela.

Parte Usada
Folhas frescas.

Propriedades Medicinais
Antibacteriano, antiespasmódico, antiflatulento, antirreumático, antidiarreico, anti-hipertensivo, antitérmico, emenagogo, calmante, diurético, digestivo, sudorífero, analgésico e sedativo.

Indicações Terapêuticas
Insônia, espasmo, amenorreia, nervosismo, ansiedade, cefaleia, reumatismo, diarreia, estomacal, febre e flatulência.

Contraindicação
O seu uso é contraindicado na gestação, na gastrite e em pessoa com hipersensibilidade a qualquer um dos componentes da planta.

Forma de Utilização
Uso Interno do Chá por Infusão
Parte usada: folhas frescas.
Dose diária: 20 gramas, 3 vezes ao dia.

Informações Complementares
A atividade antibacteriana está associada ao citral.
O produto *in natura* pode ser adquirido em um herbanário.

Cymbopogum nardus (L.) Rendle

Família
Gramíneas/Gramineae – Poáceas/Poaceae.

Sinonímia Popular
Citronela, citronela-do-ceilão, capim-citronela e cidró-do-paraguai.

Parte Usada
Folhas ou óleos.

Propriedades Medicinais
Antiflatulento, antibacteriano, antitérmico, sudorífero, calmante e repelente de insetos.

Indicações Terapêuticas
Flatulência, febre e repelente de insetos[37].

---
[37]Mosquito (pernilongo), borrachudo, traça e formiga.

Contraindicação
Nenhuma contraindicação foi encontrada nas literaturas pesquisadas. Porém, isto não significa que futuramente alguma contraindicação venha ser encontrada.

Forma de Utilização
Uso Interno do Chá por Infusão
Parte usada: folhas.
Dose diária: 10 gramas, 3 vezes ao dia.

Informações Complementares
O produto *in natura* pode ser adquirido em um herbanário.

Cynara scolymus L.

Família
Compostas/Compositae – Asteráceas/Asteraceae.

Sinonímia Popular
Alcachofra, alcachofra-hortense, alcachofra comum, alcachofra cultivada, alcachofra rosa e cachofra.

Parte Usada
Folhas basais, de preferência do primeiro ano.

Propriedades Medicinais
Antianêmico, antiescorbútico, anti-hipertensivo, antimalárico, anticolesterolêmico, diurético, antirraquítico, antissifilítico, antipsórico, antiesclerótico, antitóxico, laxante, colerético, antitérmico, antidiarreico, antirreumático, antidiabético, anti-ictérico, digestivo, depurativo e colagogo.

Indicações Terapêuticas
Ácido úrico, anemia ferropriva, anúria, arteriosclerose, diabetes melito, litíase renal, colesterol, diarreia, dispepsia, escorbuto, escrofulose, astenia, gota, psoríase, hemofilia, bronquite, hemorroida, hidropisia, hipertensão arterial sistêmica, hipertireoidismo, icterícia, má digestão, colecistite, malária, obesidade, pneumonia, raquitismo, reumatismo, sífilis, tosse, ureia, uretrite, urticária, prostatite, triglicérides, prurido retal e afecção hepatobiliar.

Contraindicação
O seu uso é contraindicado na gestação[38], na lactação[39], em criança menor de 12 anos, em pessoa com fermentação intestinal, com obstrução no conduto biliar e com hipersensibilidade a qualquer um dos componentes da planta.

---

[38] Pode provocar o aborto com risco de vida.
[39] Pelo fato de a cinaropicrina e a cinarase promoverem a coagulação do leite materno.

Precaução
São conhecidas manifestações alérgicas por contato ou uso oral.

Posologia
1 cápsula de 350 mg de extrato seco, 3 vezes ao dia.

Forma de Utilização
Uso Interno do Chá por Infusão
Parte usada: folhas.
Dose diária: 10 gramas, 3 vezes ao dia.

Informações Complementares
O consumo da cabeça de alcachofra é excelente para quem sofre de anemia ferropriva, pois é uma fonte muito rica em ferro.
O produto *in natura* pode ser adquirido em um herbanário.

Desmodium adscendens (Sw.) DC.

Família
Leguminosas/Leguminosae – Fabáceas/Fabaceae.

Sinonímia Popular
Amor-do-campo, amor-seco, pega-pega, mundubirana e barba-de-boi.

Parte Usada
Folhas ou flores.

Propriedades Medicinais
Analgésico, antialérgico, antiasmático, anticonvulsivo, anti-inflamatório, antiespasmódico, broncodilatador, antiepiléptico, antileucorreico, relaxante muscular, desintoxicante, depurativo, laxante e vulnerário.

Indicações Terapêuticas
Asma, bronquite, doença pulmonar obstrutiva crônica, enfisema pulmonar, artralgia, transtorno menstrual, leucorreia, convulsão e epilepsia.

Contraindicação
Nenhuma contraindicação foi encontrada nas literaturas pesquisadas. Porém, isto não significa que futuramente alguma contraindicação ou efeito colateral venha ser encontrado.

Forma de Utilização
Uso Interno do Chá por Infusão
Parte usada: folhas.
Dose diária: 10 gramas, 3 vezes ao dia.

Parte usada: flores.
Dose diária: 20 gramas, 3 vezes ao dia.

Informações Complementares
O produto *in natura* pode ser adquirido em um herbanário.

Dialium ferrum

Família
Leguminosas/Leguminosae – Fabáceas/Fabaceae.

Sinonímia Popular
Pau-ferro, itu, quiri-pininga, jutaí-peba, parajuba e pororoca.

Parte Usada
Casca.

Propriedades Medicinais
Antirreumático, antissifilítico, antidiabético, depurativo e sudorífero.

Indicações Terapêuticas
Escrofulose, gota, quilúria, diabetes melito, reumatismo e sífilis.

Contraindicação
O seu uso é contraindicado na gestação, na lactação e em pessoa com hipersensibilidade a qualquer um dos componentes da planta.

Forma de Utilização
Uso Interno do Chá por Decocção
Parte usada: casca.
Dose diária: 15 gramas, 3 vezes ao dia.

Informações Complementares
O produto *in natura* pode ser adquirido em um herbanário.

Digitalis purpurea L.

Família
Escrofulariáceas/Escrofulariaceae.

Sinonímia Popular
Dedaleira, digital, abeloura, erva-dedal e luvas-de-nossa-senhora.

Parte Usada
Folhas.

Propriedades Medicinais
Cardiotônico, anti-hipertensivo e diurético.

Indicações Terapêuticas
Cardiopatias, insuficiência cardíaca, hipertensão arterial sistêmica, hidropisia, doença cardiovascular, edema e taquirritmia.

Contraindicação
O seu uso é contraindicado na pediatria, com uso de outro cardiotônico, com quinidina, com laxante antraquinônico e em pessoa com hipersensibilidade a qualquer um dos componentes da planta.

Precaução
Na administração, há necessidade do conhecimento do estado renal, hepático, da tireoide e do eletrolítico do enfermo antes de usar-se o digitálico, para que se possa evitar efeitos tóxicos.

Forma de Utilização
Uso Interno do Chá por Infusão
Parte usada: folhas verdes.
Dose diária: 10 gramas, de 2 a 3 vezes ao dia.

Parte usada: folhas secas.
Dose diária: 5 gramas, de 2 a 3 vezes ao dia.

Duração
Fazer uso do chá durante 30 dias, depois dar um intervalo de 10 dias e usar por mais 10 dias.
Nunca se deve fazer uso de chá por tempo indeterminado ou muito prolongado.

Informações Complementares
O produto *in natura* pode ser adquirido em um herbanário.

Dorstenia multiformis Miquel

Família
Moráceas/Moraceae.

Sinonímia Popular
Figueirilha, carapiá, contraerva, figueirinha, chupa-chupa, caiapiá, taropé e conta-de-cobra.

Parte Usada
Rizoma.

Propriedades Medicinais
Contraceptivo, antidisentérico, antimalárico, antirreumático, antitérmico, diurético, sudorífero, purgante, antisséptico, antidiarreico, antileucorreico, antiofídico, emenagogo, tônico e antiemético.

Indicações Terapêuticas
Afecção gangrenosa, diarreia, disenteria, malária, leucorreia, orquite, reumatismo, amenorreia, doença ovariana, clorose, cistite, febre tifoide, dismenorreia e menorragia.

Contraindicação
O seu uso é contraindicado na gestação, na pediatria, na hepatopatia, na trombocitopenia, na constipação e em pessoa com hipersensibilidade a qualquer um dos componentes da planta.

Precaução
Em alta dose pode provocar sintoma de intoxicação, como vômito, ardor no estômago, diarreia e até a morte. Pode potencializar o efeito de medicamento anticoagulante. Acredita-se que toda a planta principalmente a raiz tem ação contraceptiva.

Forma de Utilização
Uso Interno do Chá por Decocção
Parte usada: rizoma.
Dose diária: 10 gramas, 3 vezes ao dia.

Informações Complementares
O produto *in natura* pode ser adquirido em um herbanário.

Drimys winteri Forster

Família
Magnoliáceas/Magnoliaceae.

Sinonímia Popular
Malambo, casca-de-anta, casca-d'anta e cataia. Nos estados de São Paulo e de Minas Gerais, como paratudo; no Estado do Amazonas, como melambó; e na Região Nordeste do Brasil, como caá-pororoca.

Parte Usada
Casca do caule.

Propriedades Medicinais
Antiflatulento, antidisentérico, antimalárico, antidiarreico, antiespasmódico, antitussígeno, antianêmico, antiemético e anti-hemorrágico.

Indicações Terapêuticas
Inapetência, flatulência, disenteria, astenia, malária, dispepsia, gastralgia, diarreia, dismenorreia, vômito, anemia ferropriva e tosse.

Contraindicação
O seu uso é contraindicado na gestação, na lactação, na pediatria e em pessoa com hipersensibilidade a qualquer um dos componentes da planta.

Forma de Utilização
Uso Interno do Chá por Decocção
Parte usada: casca do caule.
Dose diária: 20 gramas, 3 vezes ao dia.

Informações Complementares
O produto *in natura* pode ser adquirido em um herbanário.

Echinodorus macrophyllus Micheli

Família
Alismatáceas/Alismataceae.

Sinonímia Popular
Chá-do-pobre, erva-do-brejo, chá-mineiro, erva-de-bugre, chá-do-brejo, chapéu-de-couro e aguapé.

Parte Usada
Folhas.

Propriedades Medicinais
Anticolesterolêmico, anti-hipertensivo, antissifilítico, antirreumático, anti-inflamatório, laxante, antiartrítico, colagogo, diurético, depurativo e adstringente.

Indicações Terapêuticas
Ácido úrico, litíase renal, nefrite, arteriosclerose, artrite, colesterol, dermatose, bócio, furúnculo, hepatopatias, hérnia, hidropisia, hipertensão arterial sistêmica, reumatismo, escabiose, sífilis, vitiligo e gota.

Contraindicação
Nenhuma contraindicação foi encontrada nas literaturas pesquisadas. Porém, isto não significa que futuramente alguma contraindicação ou efeito colateral venha ser encontrado.

Posologia
1 cápsula de 250 mg, 3 vezes ao dia.

Forma de Utilização
Uso Interno do Chá por Infusão
Parte usada: folhas.
Dose diária: 20 gramas, 3 vezes ao dia.

Duração
Fazer uso do chá durante 8 dias, depois dar um intervalo de 5 dias e repetir a dose em dias alternados por mais 10 dias.
Nunca se deve fazer uso de chá por tempo indeterminado ou muito prolongado.

Informações Complementares
O produto *in natura* pode ser adquirido em um herbanário.

Elephantopus scaber L.

Família
Compostas/Compositae – Asteráceas/Asteraceae.

Sinonímia Popular
Língua-de-vaca, erva-de-sangue, erva-de-veado, pé-de-elefante, fumo-do-mato, chamana, erva-grossa, fumo-branco e tapira.

Parte Usada
Folhas ou raízes.

Propriedades Medicinais
Anticatarral, antitérmico, antirreumático, antissifilítico, antigripal, antimalárico, antitussígeno, anti-herpético, tônico, diurético, adstringente, emenagogo, sudorífero e vulnerário.

Indicações Terapêuticas
Bronquite, litíase renal, dermatose, cefaleia, filariose, herpes, erupção cutânea, febre, ferida, gripe, gonorreia, reumatismo, sífilis, malária, tosse e úlcera.

Contraindicação
O seu uso é contraindicado na gestação, na lactação e em pessoa com hipersensibilidade a qualquer um dos componentes da planta.

Forma de Utilização

Uso Interno do Chá por Infusão
Parte usada: folhas.
Dose diária: 20 gramas, de 3 a 4 vezes ao dia.

Uso Interno do Chá por Decocção
Parte usada: raízes.
Dose diária: 10 gramas, 3 vezes ao dia.

Informações Complementares
O produto *in natura* pode ser adquirido em um herbanário.

Elettaria cardamomum (Roxburgh) Maton.

Família
Zingiberáceas/Zingiberaceae.

Sinonímia Popular
Cardamomo.

Parte Usada
Sementes secas.

Propriedades Medicinais
Analgésico, antisséptico, antiflatulento, antiartrítico, antidiarreico, antirreumático, digestivo, tônico, antiasmático, expectorante, laxante e sedativo.

Indicações Terapêuticas
Artrite, asma, bronquite, lombalgia, diarreia, flatulência, reumatismo e dispepsia.

Contraindicação
Nenhuma contraindicação foi encontrada nas literaturas pesquisadas. Porém, isto não significa que futuramente alguma contraindicação ou efeito colateral venha ser encontrado.

Precaução
Em alta dose pode provocar vômito.

Forma de Utilização
Uso Interno do Chá por Decocção
Parte usada: sementes secas.
Dose diária: 20 gramas, 4 vezes ao dia.

Informações Complementares
O produto *in natura* pode ser adquirido em um herbanário.

Equisetum arvense Linné

Família
Equisetáceas/Equisetaceae.

Sinonímia Popular
Cavalinha, cavalinha-do-campo, cana-de-jacaré, cauda-de-cavalo, cauda-de-raposa e rabo-de-cavalo. Na Região Norte do Brasil, como milho-de-cobra.

Parte Usada
Parte aérea estéril.

Propriedades Medicinais
Antitussígeno, antigripal, anti-hipertensivo, antirreumático, antianêmico, diurético e anti-hemorrágico.

Indicações Terapêuticas
Uso interno
Ácido úrico, afecção pulmonar, tosse, bronquite, afta, gonorreia, tonsilite, gota, arteriosclerose, celulite, epistaxe, herpes, inflamação uterina, menorragia, obesidade, ansiedade, litíase renal, osteoporose, diarreia, hemorragia, gripe, hipertensão arterial sistêmica, prostatite, reumatismo, anemia ferropriva, acne, resfriado, tuberculose pulmonar e conjuntivite.

Uso externo
Afta, frieira, ferida, úlcera, acne e queda de cabelo.

Contraindicação
O seu uso é contraindicado na gestação, na gastrite, na úlcera gastroduodenal[40] e em pessoa com hipersensibilidade a qualquer um dos componentes da planta.

Precaução
Não usar como diurético no caso de edema por causa de insuficiência cardíaca e insuficiência renal, ou quando a pessoa estiver fazendo uso de cardiotônico ou anti-hipertensivo por possibilidade de descompensação.

Posologia
1 cápsula de 400 mg, do extrato seco, 3 vezes ao dia.

Forma de Utilização
Uso Interno do Chá por Decocção
Parte usada: caules estéreis.
Dose diária: 10 gramas, 3 vezes ao dia.

Informações Complementares
O produto *in natura* pode ser adquirido em um herbanário.

Erysimum officinale L.

Família
Crucíferas/Cruciferae – Brassicáceas/Brassicaceae.

Sinonímia Popular
Erva-dos-cantores, erísimo e rinchão.

Parte Usada
A planta florida.

Propriedades Medicinais
Antiescorbútico e expectorante.

Indicações Terapêuticas
Escorbuto, rouquidão, laringite e faringite aguda.

Contraindicação
Nenhuma contraindicação foi encontrada nas literaturas pesquisadas. Porém, isto não significa que futuramente alguma contraindicação ou efeito colateral venha ser encontrado.

---

[40] Justamente pela presença de taninos e sais silícicos, podem irritar a mucosa gástrica.

Forma de Utilização
Uso Interno do Chá por Infusão
Parte usada: a planta florida.
Dose diária: 10 gramas, 3 vezes ao dia.

Informações Complementares
O produto *in natura* pode ser adquirido em um herbanário.

Erythraea centaurium Rafin.

Família
Gentianáceas/Gentianaceae.

Sinonímia Popular
Centáurea, centáurea-menor, quebra-febre e fel-da-terra.

Parte Usada
Parte aérea florida.

Propriedades Medicinais
Antiflatulento, antitérmico, antimalárico, emenagogo, anti-ictérico, depurativo e sedativo.

Indicações Terapêuticas
Doença no sistema digestório, malária, flatulência, gota, ácido úrico, dispepsia[41], icterícia, febre, inapetência e amenorreia.

Contraindicação
Nenhuma contraindicação foi encontrada nas literaturas pesquisadas. Porém, isto não significa que futuramente alguma contraindicação ou efeito colateral venha ser encontrado.

Forma de Utilização
Uso Interno do Chá por Infusão
Parte usada: parte aérea florida.
Dose diária: 15 gramas, 3 vezes ao dia.

Informações Complementares
O produto *in natura* pode ser adquirido em um herbanário.

Erythrina mulungu Martius

Família
Leguminosas/Leguminosae – Fabáceas/Fabaceae.

---
[41]Dolorosa acompanhada de fermentação e timpanismo.

Sinonímia Popular
Mulungu, amansa-senhor, muchocho, bico-de-papagaio, canivete, murungu, sapatinho-de-judeu, muxoxo, corticeira e flor-de-coral.

Parte Usada
Flores, frutos, cascas ou sementes.

Propriedades Medicinais
Antitussígeno, antiasmático, antirreumático, antitérmico, antiepiléptico, analgésico, diurético, calmante, expectorante, hepatoprotetor, anti-hipertensivo, resolutivo, sedativo e hipnótico.

Indicações Terapêuticas
Asma, tonsilite, bronquite, coqueluche, reumatismo, febre, histeria, insônia, dor muscular, tosse, epilepsia e neurose.

Contraindicação
O seu uso é contraindicado na gestação, na hipotensão arterial, na sonolência e em pessoa com hipersensibilidade a qualquer um dos componentes da planta.

Precaução
O uso excessivo pode causar depressão, astenia e paralisia muscular.

Forma de Utilização

Uso Interno do Chá por Infusão
Parte usada: flores.
Dose diária: 20 gramas, 3 vezes ao dia.

Uso Interno do Chá por Decocção
Parte usada: casca.
Dose diária: 10 gramas, 3 vezes ao dia.

Informações Complementares
O produto *in natura* pode ser adquirido em um herbanário.

Eucalyptus globulus Labillardière

Família
Mirtáceas/Myrtaceae.

Sinonímia Popular
Eucalipto, árvore-da-febre, gomeiro-azul e eudésmia.

Parte Usada
Folha não jovem, sem pecíolo[42].

---
[42] Pecíolo – haste que sustenta o limbo da folha e a une à bainha ou, diretamente, ao ramo.

Propriedades Medicinais
Antitérmico, antineurálgico, antibacteriano, anti-hemorrágico, anti-helmíntico, antigripal, descongestionante, anti-inflamatório, antimicótico, antiasmático, expectorante, analgésico, sudorífero e anticárie.

Indicações Terapêuticas
Adenite, tonsilite, bronquite, coqueluche, coriza, febre, repelente de insetos, gripe, hemorragia, neuralgia, pneumonia, cistite, resfriado, sinusite, rouquidão, tuberculose pulmonar, ascaridíase, asma e tosse.

Contraindicação
O seu uso é contraindicado na gestação, na lactação, na doença hepática, na doença inflamatória no ducto biliar e em pessoa com hipersensibilidade ao eugenol ou a qualquer um dos componentes da planta.

Precaução
A inalação com a folha do eucalipto pode causar micose do gênero *Aspergillus*. Criança ao fazer inalação com a folha do eucalipto corre o risco de ter espasmo na laringe.

Forma de Utilização
Uso Interno do Chá por Infusão
Parte usada: folhas.
Dose diária: 10 gramas, 3 vezes ao dia.

Informações Complementares
Uso externo: a essência do óleo de eucalipto em forma de inalação em água quente (aspiração do vapor) auxilia no combate a sinusite.
O produto *in natura* pode ser adquirido em um herbanário.

Eugenia edulis Vell.

Família
Mirtáceas/Myrtaceae.

Sinonímia Popular
Cambuí e cambucazeiro.

Parte Usada
Folhas.

Propriedades Medicinais
Antitussígeno.

Indicações Terapêuticas
Bronquite, coqueluche e tosse.

Contraindicação
Nenhuma contraindicação foi encontrada nas literaturas pesquisadas. Porém, isto não significa que futuramente alguma contraindicação ou efeito colateral venha ser encontrado.

Forma de Utilização
Uso Interno do Chá por Infusão
Parte usada: folhas.
Dose diária: 20 gramas, de 4 a 5 vezes ao dia.

Informações Complementares
O produto *in natura* pode ser adquirido em um herbanário.

Euphorbia tirucalli Mill.

Família
Euforbiáceas/Euphorbiaceae.

Sinonímia Popular
Avelós, aveloz, cega-olho, coral-verde, labirinto e árvore-do-lápis.

Parte Usada
Ramos ou raízes.

Propriedades Medicinais
Antiasmático, anticarcinogênico, antiespasmódico, antimicrobiano, antissifilítico, antivirulento, antimicótico, antibacteriano e expectorante.

Indicações Terapêuticas
Asma, verruga, calo, tosse, micose, espasmo e sífilis.

Contraindicação
Nenhuma contraindicação foi encontrada nas literaturas pesquisadas. Porém, isto não significa que futuramente alguma contraindicação ou efeito colateral venha ser encontrado.

Precaução
A planta é tóxica e pode levar à morte. O contato com os olhos pode causar cegueira, o contato com a pele causa queimadura, úlcera e dermatite.
O uso interno do látex pode causar hemorragia e úlcera gástrica. O uso interno, mesmo em quantidade mínima e diluído, pode provocar náusea, vômito, diarreia e ulceração na boca e garganta.

Informações Complementares
Alguns pesquisadores aconselham o seu uso em forma de glóbulos homeopáticos encontrados em farmácia homeopática.

Posologia: 6 glóbulos, sublingual, 2 vezes ao dia, uma dose pela manhã e outra à noite.

Não recomenda-se o uso desta planta. A não ser, em dose homeopática.

Euphrasia officinalis L.

Família
Escrofulariáceas/Escrofulariaceae.

Sinonímia Popular
Eufrásia e consolo-de-vista.

Parte Usada
Parte aérea em flor.

Propriedades Medicinais
Antiespasmódico, anti-inflamatório, anti-herpético, aperiente, antisséptico, anti-hemorrágico[43], adstringente, analgésico, expectorante, peitoral e cicatrizante.

Indicações Terapêuticas
Estimulante do apetite, conjuntivite, blefarite, cefaleia, blefaroconjuntivite[44], insônia, sinusite, rinite alérgica, diarreia, herpes, cãibra e resfriado[45].

Contraindicação
O seu uso é contraindicado na gastrite e em pessoa com hipersensibilidade a qualquer um dos componentes da planta.

Forma de Utilização
Uso Interno do Chá por Infusão
Parte usada: parte aérea em flor.
Dose diária: 8 gramas, 3 vezes ao dia.

Informações Complementares
O produto *in natura* pode ser adquirido em um herbanário.

Exogonium purga (Wend.) Bentham

Família
Convolvuláceas/Convolvulaceae.

Sinonímia Popular
Jalapa, chepala, purga-de-jalapa e jalapa-de-purga.

Parte Usada
Raízes tuberosas.

---

[43]Tem ação anti-hemorrágica por vasoconstrição local.
[44]Inflamação tanto da pálpebra como da conjuntiva.
[45]Resfriado com tosse e rouquidão.

Propriedades Medicinais
Antirreumático, anti-hemorrágico, antissifilítico, laxante e purgativo.

Indicações Terapêuticas
Hidropisia, reumatismo, sífilis, hemorragia cerebral, constipação e hemorragia pulmonar.

Contraindicação
Nenhuma contraindicação foi encontrada nas literaturas pesquisadas. Porém, isto não significa que futuramente alguma contraindicação ou efeito colateral venha ser encontrado.

Forma de Utilização
Uso Interno do Chá por Decocção
Parte usada: raízes tuberosas.
Dose diária: 10 gramas, 3 vezes ao dia.

Informações Complementares
O produto *in natura* pode ser adquirido em um herbanário.

Filipendula ulmaria (L.) Maxim.

Família
Rosáceas/Rosaceae.

Sinonímia Popular
Ulmeira, ulmária, olmeira, erva-olmeira e rainha-dos-prados.

Parte Usada
Parte aérea florida.

Propriedades Medicinais
Antitussígeno, antiartrítico, antirreumático, anti-inflamatório, antiflatulento, anti-hemorroidário, anticefalálgico, antidiarreico, antiulceroso, antitérmico, adstringente, sudorífero, analgésico e diurético.

Indicações Terapêuticas
Tosse, bronquite, febre, resfriado, artrite reumatoide, tendinite, distensão muscular, gota, úlcera péptica, artrite, cefaleia, gastrite, diarreia, flatulência, reumatismo, síndrome do cólon irritável, hemorroida e doença renal.

Contraindicação
O seu uso é contraindicado na gestação, na lactação, em criança menor de 12 anos, no idoso, em paciente com história de alergia a salicilato sulfito, em paciente que faz uso de aspirina ou warfarina, em asmático, na úlcera gastroduodenal, em estado hemorrágico, em uso de anticoagulante e em pessoa com hipersensibilidade a qualquer um dos componentes da planta.

Forma de Utilização
Uso Interno do Chá por Infusão
Parte usada: parte aérea florida.
Dose diária: 4 gramas, 3 vezes ao dia.

Informações Complementares
O produto *in natura* pode ser adquirido em um herbanário.

Foeniculum vulgare Mill.

Família
Umbelíferas/Umbelliferae – Apiáceas/Apiaceae.

Sinonímia Popular
Funcho, anis-doce, erva-doce, fiolho, fiolho-de-florena, fiolho-doce, máratro e finóquio.

Parte Usada
Folhas, frutos ou raízes.

Propriedades Medicinais
Antiflatulento, antidiarreico, antiemético, antiespasmódico, antirreumático, antigripal, antitussígeno, galactagogo, digestivo, diurético, emenagogo, expectorante e tônico geral.

Indicações Terapêuticas
Bronquite, cãibra, cólica intestinal, conjuntivite, diarreia, vômito, dismenorreia, dor muscular, dispepsia, azia, reumatismo, espasmo, flatulência, gripe e tosse.

Contraindicação
O seu uso é contraindicado na gestação, na lactação, em asmático com forte tendência alérgica e em pessoa com hipersensibilidade a qualquer um dos componentes da planta.

Precaução
O uso com mais de 20 g/L dessa erva pode causar efeito convulsivante.

Forma de Utilização
Uso Interno do Chá por Infusão
Parte usada: folhas.
Dose diária: 10 gramas, 3 vezes ao dia.

Informações Complementares
O produto *in natura* pode ser adquirido em um herbanário.

Fucus vesiculosus L.

Família
Fucáceas/Fucaceae.

Sinonímia Popular
Bodelha, fuco, carvalho-marinho e alga marinha.

Parte Usada
Talos.

Propriedades Medicinais
Anticolesterolêmico, antiácido e laxante.

Indicações Terapêuticas
Bócio, hiperlipidemia, arteriosclerose, hipotireoidismo, escrofulose, obesidade, constipação e cãibra.

Contraindicação
O seu uso é contraindicado na gestação, na lactação, em criança menor de 12 anos, na ansiedade, na insônia, na taquirritmia, na cardiopatia, no emagrecimento acentuado e em pessoa com hipersensibilidade a qualquer um dos componentes da planta.

Precaução
Não associar com aspirina.

Posologia
1 cápsula de 340 mg, 2 vezes ao dia.

Forma de Utilização
Uso Interno do Chá por Infusão
Parte usada: talos.
Dose diária: 10 gramas, 3 vezes ao dia.

Informações Complementares
Quando se utiliza de forma incontrolada, isto é, a automedicação[46], pode produzir intoxicação[47], em decorrência de uma hiperatividade da tireoide, podendo originar ansiedade, insônia, taquicardia e palpitação.

O produto *in natura* pode ser adquirido em um herbanário.

A tintura fitoterápica é controlada pela ANVISA e vendida em farmácia homeopática.
Venda sob prescrição médica.

---

[46] Ou para perda de peso ou caso de hipersensibilidade individual.
[47] Iodismo.

Gentiana lutea L.

Família
Gencianáceas/Gentianaceae.

Sinonímia Popular
Genciana-brasileira, genciana-do-brasil, genciana-de-jardins, raiz-adstringente, quina-de-pobre, gengiba, junciana, gencianela, unciana e genciana.

Parte Usada
Rizomas ou raízes.

Propriedades Medicinais
Antidiabético, antiflatulento, antirreumático, antimicrobiano, anti-inflamatório, antiartrítico, antiemético, anti-ictérico, antitérmico, tônico, colagogo, digestivo, emenagogo e laxante.

Indicações Terapêuticas
Amenorreia, inapetência, artrite, azia, litíase biliar, diabetes melito, reumatismo, resfriado, febre, má digestão, escrofulose, dispepsia, flatulência, gastrite, icterícia, constipação, náusea e vômito.

Contraindicação
O seu uso é contraindicado na gestação, na lactação[48], em criança menor de 12 anos, na síndrome de Zollinger-Ellison, na úlcera gastroduodenal, na gastrite e em pessoa com hipersensibilidade a qualquer um dos componentes da planta.

Precaução
Em alta dose pode causar cefaleia, náusea e vômito. Em lactante, o princípio amargo pode ser transferido para o leite materno.

Forma de Utilização
Uso Interno do Chá por Decocção
Parte usada: rizomas.
Dose diária: 20 gramas, 3 vezes ao dia.

Informações Complementares
Em pessoa sensível pode haver um aumento exagerado da secreção gástrica com subsequente formação de gastrite.
O produto *in natura* pode ser adquirido em um herbanário.

Ginkgo biloba L.

Família
Gincoáceas/Ginkgoaceae.

---
[48] Os constituintes amargos fazem o bebê rejeitar o leite materno.

Sinonímia Popular
Ginco, ginkgo, ginkgo-biloba, avenca-cabelo-de-vênus e nogueira-do-japão.

Parte Usada
Folhas.

Propriedades Medicinais
Antiasmático, antibacteriano, antiplaquetário, anti-helmíntico, anti-inflamatório, anticefalálgico, antiulceroso, antimicótico, antiartrítico, antitussígeno, adstringente, digestivo, antioxidante, tônico e vasodilatador periférico.

Indicações Terapêuticas
Asma, bronquite, cefaleia, má circulação, má digestão, enxaqueca, flebite, furúnculo, gonorreia, rinite, ruga, incontinência urinária, labirintite, artrite, falta de memória, fator ativador de plaquetas (PAF), sarda, tosse, rouquidão, tontura, tuberculose pulmonar, isquemia cerebral, úlcera gástrica, úlcera varicosa, varizes, envelhecimento celular e perda de memória.

Contraindicação
O seu uso é contraindicado na gestação, na lactação, na deficiência hepática, no problema de coagulação e em pessoa com hipersensibilidade a qualquer um dos componentes da planta.

Precaução
Não associar a terapia com alho e salgueiro que têm um antiagregante de ação forte. Em pessoa com hipersensibilidade pode ocorrer distúrbio gastrintestinal, transtorno circulatório, incluindo baixa da pressão arterial, cefaleia ou reação cutânea.

Posologia
1 cápsula de 250 mg, 3 vezes ao dia.

Forma de Utilização
Uso Interno do Chá por Infusão
Parte usada: folhas.
Dose diária: 10 gramas, 3 vezes ao dia.

Informações Complementares
Em pessoa com hipersensibilidade pode aparecer dermatite, cefaleia e problema gastrintestinal leve. O uso deve durar em média de 6 a 8 semanas, com período de descanso de 4 semanas.

O produto *in natura* pode ser adquirido em um herbanário.

A tintura fitoterápica é controlada pela ANVISA e vendida em farmácia homeopática.

Venda sob prescrição médica.

Glycyrrhiza glabra L.

Família
Leguminosas/Leguminosae – Fabáceas/Fabaceae.

Sinonímia Popular
Alcaçuz-doce, pau-cachucho, alcaçuz-da-europa, alcaçuz-glabro e madeira-doce.

Parte Usada
Rizoma, ou raiz do terceiro ou quarto ano, colhido no outono, sem ser arrancado[49].

Propriedades Medicinais
Antiulceroso, antiespasmódico, antitussígeno, antivirulento, antimicótico e expectorante.

Indicações Terapêuticas
Tosse, bronquite, espasmo, úlcera e gastrite.

Contraindicação
O seu uso é contraindicado na hipertensão arterial sistêmica, na doença acompanhada de tumor dependente de estrogênio ou hiperestrogenismo, no diabetes melito e em pessoa alérgica a tanino ou com hipersensibilidade a qualquer um dos componentes da planta.

Precaução
Em alta dose pode produzir perda de potássio e retenção de sódio com retenção hídrica, o que pode desencadear hipertensão arterial sistêmica, cefaleia, edema e fraqueza muscular.

Observação
Não usar em associação com medicamento hipertensivo e corticoide.

Forma de Utilização
Uso Interno do Chá por Decocção
Parte usada: rizoma ou raiz.
Dose diária: 10 gramas, 2 vezes ao dia.

Informações Complementares
O produto *in natura* pode ser adquirido em um herbanário.

Gossypium hirsutum L.

Família
Malváceas/Malvaceae.

Sinonímia Popular
Algodão-bonito, algodão-de-malta, algodão-herbáceo e amaniú.

---

[49] Significa tirar com pouca força, sem violência. Deve fazer sair puxando levemente.

Parte Usada
Folhas, flores ou casca da raiz.

Propriedades Medicinais
Antidisentérico, anti-inflamatório, antivirulento, antibacteriano, antidiarreico, anti-hemorrágico, antiasmático, emenagogo e galactagogo.

Indicações Terapêuticas
Disenteria, diarreia, amenorreia, dismenorreia, metrorragia, menorragia, furúnculo, hemorragia, infecção renal, miomatose uterina, asma, endometriose e queimadura.

Contraindicação
O seu uso é contraindicado na gestação[50], na lactação, mulher em tratamento para engravidar, no homem com oligospermia, pessoa alérgica a tanino ou com hipersensibilidade a qualquer um dos componentes da planta.

Forma de Utilização
Uso Interno do Chá por Infusão
Parte usada: folhas ou flores.
Dose diária: 15 gramas, 3 vezes ao dia.

Uso Interno do Chá por Decocção
Parte usada: casca da raiz.
Dose diária: 10 gramas, 3 vezes ao dia.

Informações Complementares
O óleo da semente aumenta a secreção das glândulas mamárias e a casca da raiz tem ação abortiva.
O produto *in natura* pode ser adquirido em um herbanário.

Guaiacum officinale L.

Família
Zigofiláceas/Zygophylaceae.

Sinonímia Popular
Guaiaco, pau-santo e gaiaco.

Parte Usada
Casca.

Propriedades Medicinais
Antirreumático, antissifilítico, antiasmático, antigripal, sudorífero e depurativo.

---
[50] É contraindicada na gestação por causa de sua ação oxitóxica.

Indicações Terapêuticas
Escrofulose, reumatismo, dermatose, bronquite, amenorreia, arteriosclerose, ácido úrico, sífilis, asma, gripe e gota.

Contraindicação
Nenhuma contraindicação foi encontrada nas literaturas pesquisadas. Porém, isto não significa que futuramente alguma contraindicação ou efeito colateral venha ser encontrado.

Forma de Utilização
Uso Interno do Chá por Decocção
Parte usada: casca.
Dose diária: 10 gramas, 3 vezes ao dia.

Informações Complementares
O produto *in natura* pode ser adquirido em um herbanário.

Hamamelis virginiana L.

Família
Hamamelidáceas/Hamamelidaceae.

Sinonímia Popular
Hamamélis, amieiro-mosqueado, aveleira-de-feiticeira, aveleira-da-bruxa e hamamélide.

Parte Usada
Folhas.

Propriedades Medicinais
Anti-inflamatório, anti-hemorroidário, anti-hemorrágico, antipruriginoso, antidiarreico, tônico, antioxidante, higienizante, descongestionante, antiulceroso, adstringente, cicatrizante e vasoconstritor.

Indicações Terapêuticas
Uso interno
Diarreia, hemorragia, flebite, hemorroida, queimadura, seborreia, má circulação e varizes.

Uso externo
Conjuntivite, blefarite, úlcera da córnea, inflamação da orofaringe, ulceração cutânea, eritema, prurido, ferida e como anti-hemorrágico em pequena hemorragia[51].

---
[51]Hemorragia cutânea e da mucosa.

Contraindicação
O seu uso é contraindicado na gestação, na azia, na dispepsia, na gastrite, na úlcera gastroduodenal e em pessoa com hipersensibilidade a qualquer um dos componentes da planta.

Forma de Utilização
Uso Interno do Chá por Infusão
Parte usada: folhas.
Dose diária: 20 gramas, 3 vezes ao dia.

Informações Complementares
O produto *in natura* pode ser adquirido em um herbanário.
A tintura fitoterápica é encontrada em farmácia homeopática.

Harpagophytum procumbens De Candolle ex. Meissner

Família
Pedaliáceas/Pedaliaceae.

Sinonímia Popular
Harpagófito, garra-do-diabo, unha-do-diabo e harpago.

Parte Usada
Raiz secundária tuberizada.

Propriedades Medicinais
Antirreumático, anti-inflamatório[52], cicatrizante, antiartrítico, anticolesterolêmico, antitérmico, colagogo, antiespasmódico, depurativo, hepatoprotetor e periartrite.

Indicações Terapêuticas
Hiperlipidemia, colecistite, colesterol, dispepsia, reumatismo, ácido úrico, artrite reumatoide, artrose, bursite, fibromialgia, epicondinite, fibrosite, obesidade, fibromiosite, osteoartrite, gota, inapetência e tendinite.

Contraindicação
O seu uso é contraindicado na gestação, na lactação, em criança menor de doze anos, na úlcera gástrica, na úlcera duodenal, na obstrução das vias biliares e em pessoa com hipersensibilidade a qualquer um dos componentes da planta.

Precaução
Em alta dose pode provocar náusea, vômito e pequena ação laxante. A preparação líquida, por causa do sabor amargo, pode provocar perturbação gástrica, com náusea e vômito.

Posologia
1 comprimido de 200 mg, de 2 a 3 vezes ao dia.
1 cápsula de 250 mg, 3 vezes ao dia.

---

[52] Como anti-inflamatório na doença reumática, o seu uso deve ser por aproximadamente 3 meses.

Forma de Utilização

Uso Interno do Chá por Decocção
Parte usada: tubérculo.
Dose diária: 20 gramas, 3 vezes ao dia.

Duração

Fazer uso do chá de 4 a 6 semanas. Nos casos mais graves, de 6 a 8 semanas. Nunca fazer uso de chá por tempo indeterminado ou muito prolongado.

Informações Complementares

Esta planta pode interagir com droga antiarrítmica e anti-hipertensiva.
O produto *in natura* pode ser adquirido em um herbanário.

Hibiscus sabdariffa L.

Família
Malváceas/Malvaceae.

Sinonímia Popular
Hibisco, hibiscus, azedinha, vinagreira, quiabo-azedo, caruru-da-guiné, azeda-da-guiné, quiabo-róseo, quiabo-roxo, rosélia e caruru-azedo.

Parte Usada
Flores.

Propriedades Medicinais
Antiespasmódico, antiescorbútico, anti-hipertensivo, adstringente, vasodilatador, expectorante, anti-inflamatório, colerético, diurético, estomático, protetor da mucosa estomacal, laxante e digestivo.

Indicações Terapêuticas
Constipação, gastrenterite, hipertensão arterial sistêmica, inapetência, escorbuto, varizes, ansiedade, má digestão, insônia e irritação das vias respiratórias.

Contraindicação
Nenhuma contraindicação foi encontrada nas literaturas pesquisadas. Porém, isto não significa que futuramente alguma contraindicação ou efeito colateral venha ser encontrado.

Forma de Utilização

Uso Interno do Chá por Infusão
Parte usada: folhas.
Dose diária: 20 gramas, 3 vezes ao dia.

Parte usada: flores.
Dose diária: 15 gramas, 3 vezes ao dia.

Informações Complementares
O produto *in natura* pode ser adquirido em um herbanário.

Hydrastis canadensis L.

Família
Ranunculáceas/Ranunculaceae.

Sinonímia Popular
Hidraste e curcuma-do-canadá.

Parte Usada
Rizomas ou raízes.

Propriedades Medicinais
Antidiarreico, antibacteriano, antiulceroso, antitérmico, anti-inflamatório, adstringente, colagogo, digestivo, emenagogo, expectorante, anti-hemorrágico, tônico e vasoconstritor.

Indicações Terapêuticas
Uso interno
Conjuntivite, má digestão, colite, cistite, diarreia, dispepsia, gastrite, hemoptise, hemorroida, menorragia, hemorragia pós-parto, varizes, úlcera varicosa, febre e úlcera péptica. Aumenta contração do músculo uterino (parto).

Uso externo
Herpes labial, varizes, hemorroida, faringite, conjuntivite e vaginite.

Contraindicação
O seu uso é contraindicado na gestação, na lactação, na hipertensão arterial sistêmica e em pessoa com hipersensibilidade a qualquer um dos componentes da planta.

Precaução
Em alta dose pode causar vômito, bradicardia, convulsão seguida de paralisia bulbar e medular.

Forma de Utilização
Uso Interno do Chá por Decocção
Parte usada: rizomas.
Dose diária: 20 gramas, 3 vezes ao dia.

Informações Complementares
Na homeopatia é usado principalmente para sinusite.
O produto *in natura* pode ser adquirido em um herbanário.

Hymenaea courbaril L.

Família
Leguminosas/Leguminosae – Fabáceas/Fabaceae.

Sinonímia Popular
Jatobá, farinheira, imbiúva, jatobá-de-anta, jatobá-de-porco, jetaí, juteí, jutaí-açu, abotitimbaí e jutaici. Na Região Sul do Brasil é conhecido como jataí.

Parte Usada
Casca, resina ou seiva.

Propriedades Medicinais
Antibacteriano, antiespasmódico, antimicótico, antidisentérico, anti-inflamatório, antitussígeno, antiartrítico, antiasmático, adstringente, antioxidante, expectorante, hepatoprotetor, diurético, peitoral e tônico.

Indicações Terapêuticas
Gonorreia, bronquite, cistite, coqueluche, disenteria, dispepsia, fraqueza pulmonar, hemorragia, asma, laringite, prostatite, enfisema pulmonar, artrite, inapetência, cólica intestinal e tosse.

Contraindicação
Nenhuma contraindicação foi encontrada nas literaturas pesquisadas. Porém, isto não significa que futuramente alguma contraindicação ou efeito colateral venha ser encontrado.

Indicações como Seiva
Doença no sistema respiratório, doença no sistema nervoso, anemia ferropriva, emagrecimento, dispepsia, inapetência e astenia.

Forma de Utilização

Uso Interno do Chá por Infusão
Parte usada: folhas.
Dose diária: 15 gramas, 3 vezes ao dia.

Uso Interno do Chá por Decocção
Parte usada: casca.
Dose diária: 10 gramas, 3 vezes ao dia.

Informações Complementares
O produto *in natura* pode ser adquirido em um herbanário.

Hypericum perforatum L.

Família
Gutíferas/Guttiferae – Clusiáceas/Clusiaceae.

Sinonímia Popular
Hipérico, hipericão, erva-de-são-joão, hipérico-verdadeiro, milfurada, coraçãozinho, ibitipoca, baba-de-boi-de-campina, mil furos, erva-das-perfurações, erva-das-picadas, erva-das-milagulhas, são-joão-perfurada, erva-santa e erva-de-são-joão-batista.

Parte Usada
Folhas ou flores.

Propriedades Medicinais
Antidepressivo[53], antiespasmódico, antivirulento, antimicrobiano, anti-inflamatório, antiulceroso, antibacteriano, antidiarreico, antirreumático, antisséptico, analgésico, adstringente, diurético, tranquilizante, vulnerário, anti-hipertensivo, cicatrizante e sedativo.

Indicações Terapêuticas
Acidez estomacal, diarreia, enurese noturna, gota, hemorroida, má digestão, reumatismo, doença pulmonar, nervosismo, depressão suave e moderada, insônia, verminose, seborreia, hepatopatias, queimadura, dor neurálgica, distúrbio da menopausa e hérnia de disco.

Precaução
O hipérico possui ação fotossensibilizante, tornando a pessoa sujeita a alteração na pele caso seja exposta ao sol forte, principalmente pessoa de pele clara, pois é mais sensível à radiação solar. Recomenda-se o uso de protetor solar durante o tratamento.

Contraindicação
O seu uso é contraindicado na gestação[54], na lactação[55] em usuária de contraceptivo, no diabetes melito e em pessoa com hipersensibilidade a qualquer um dos componentes da planta.

Forma de Utilização
Uso Interno do Chá por Infusão
Parte usada: folhas.
Dose diária: 10 gramas, 3 vezes ao dia.

Informações Complementares
Parte usada: flores e folhas, por infusão. A colheita deve ser feita antes do florescimento da planta. Após a colheita, a planta deve ser imediatamente secada para evitar a degradação de seus princípios ativos.
Em preparação homeopática está sendo usado com bons resultados na hérnia discal lombar.
O produto *in natura* pode ser adquirido em um herbanário.
A tintura fitoterápica é controlada pela ANVISA e vendida em farmácia homeopática.
Venda sob prescrição médica.

---

[53] Indicado na depressão suave e moderada.
[54] Pode provocar o aborto com risco de vida.
[55] Reduz o leite materno.

Illicium verum Hooker Filius

Família
Magnoliáceas/Magnoliaceae.

Sinonímia Popular
Anis-estrelado, anis-verdadeiro, anis-da-sibéria, badiana, badiana-de-cheiro, bandiana-da-china e funho-da-china.

Parte Usada
Frutos.

Propriedades Medicinais
Antisséptico, antiflatulento, antitussígeno, antiasmático, aromático, estimulante, estomático, calmante, galactagogo, digestivo, diurético, antiespasmódico e expectorante.

Indicações Terapêuticas
Bronquite, flatulência, lumbago, náusea, tosse, asma, azia, insônia, cólica menstrual, inapetência, dispepsia hipossecretora, gastrite, enterite, meteorismo, espasmo gastrintestinal, enxaqueca e hérnia.

Contraindicação
O seu uso é contraindicado na gestação, na lactação, no hiperestrogenismo, na hipotensão arterial sistêmica e pessoa com hipersensibilidade a qualquer um dos componentes da planta.

Forma de Utilização

Uso Interno do Chá por Infusão
Parte usada: folhas.
Dose diária: 10 gramas, de 4 a 5 vezes ao dia.

Informações Complementares
O produto *in natura* pode ser adquirido em um herbanário.

Indigofera anil L.

Família
Leguminosas/Leguminosae – Fabáceas/Fabaceae.

Sinonímia Popular
Anil, anil-do-campo, anileira, anileira-da-índia, anileira-verdadeira, guajaná-timbó, caá-obi e índigo. No Estado do Amazonas, como caá-china; e no Estado do Mato Grosso, como timbó-mirim.

Parte Usada
Folhas.

Propriedades Medicinais
Anti-inflamatório, antiespasmódico, antiepiléptico, antitérmico, anti-ictérico, purgante, sedativo, laxante, doenças do sistema genital feminino, diurético e insetífugo.

Indicações Terapêuticas
Epilepsia, leucorreia, inflamação uterina, má digestão, icterícia, hepatite, constipação, uretrite, azia, febre, gonorreia, laringite, epistaxe, antídoto do mercúrio e do arsênico.

Contraindicação
Nenhuma contraindicação foi encontrada nas literaturas pesquisadas. Porém, isto não significa que futuramente alguma contraindicação ou efeito colateral venha ser encontrado.

Forma de Utilização
Uso Interno do Chá por Infusão
Parte usada: folhas.
Dose diária: 5 gramas, 2 vezes ao dia.

Informações Complementares
Uso externo em forma de tintura para leucorreia e doença uterina.

Na homeopatia, é indicada para os seguintes casos: dor articular, dor neurálgica, distúrbio circulatório, afecções das vias respiratórias e hemorragia nasal.

O produto *in natura* pode ser adquirido em um herbanário.

Jacaranda caroba (Vellozo) De Candolle

Família
Bignoniáceas/Bignoniaceae.

Sinonímia Popular
Caroba, caroba-do-campo, carobinha, caraúba e jacarandá-caroba.

Parte Usada
Folhas.

Propriedades Medicinais
Antiartrítico, antirreumático, antiamebiano, diurético, sudorífero, depurativo, antisséptico, resolutivo e adstringente.

Indicações Terapêuticas
Amebíase, escrofulose, tonsilite, faringite, estomatite, disenteria amebiana, reumatismo, artrite, artralgia, gengivite e doenças sexualmente transmissíveis[56].

Contraindicação
Nenhuma contraindicação foi encontrada nas literaturas pesquisadas. Porém, isto não significa que futuramente alguma contraindicação ou efeito colateral venha ser encontrado.

---

[56] Sífilis, condiloma, úlcera sifilítica e bouba.

Forma de Utilização
Uso Interno do Chá por Infusão
Parte usada: folhas.
Dose diária: 20 gramas, 3 vezes ao dia.

Informações Complementares
O produto *in natura* pode ser adquirido em um herbanário.

Jacaranda decurrens Cham.

Família
Bignoniáceas/Bignoniaceae.

Sinonímia Popular
Carobinha, caroba-do-campo, carobeira e camboatá-pequena.

Parte Usada
Folhas.

Propriedades Medicinais
Antirreumático, antiamebiano e antissifilítico.

Indicações Terapêuticas
Amebíase, reumatismo, sífilis, bouba e escrofulose.

Contraindicação
Nenhuma contraindicação foi encontrada nas literaturas pesquisadas. Porém, isto não significa que futuramente alguma contraindicação ou efeito colateral venha ser encontrado.

Forma de Utilização
Uso Interno do Chá por Infusão
Parte usada: folhas.
Dose diária: 20 gramas, 3 vezes ao dia.

Informações Complementares
O produto *in natura* pode ser adquirido em um herbanário.

Jasminum officinalis L.

Família
Oleáceas/Oleaceae.

Sinonímia Popular
Jasmim, jasmim-branco, jasmim-da-china, jasmim-da-espanha, jasmim-da-itália, jasmim-de-são-josé, jasmineiro, jasmim-amarelo e jasmim-dos-poetas.

Parte Usada
Flores.

Propriedades Medicinais
Antisséptico, antidepressivo, aromático, calmante, anti-inflamatório, rejuvenescedor, revigorante e relaxante.

Indicações Terapêuticas
Cefaleia, depressão, contração muscular e irritabilidade.

Contraindicação
Nenhuma contraindicação foi encontrada nas literaturas pesquisadas. Porém, isto não significa que futuramente alguma contraindicação ou efeito colateral venha ser encontrado.

Forma de Utilização
Uso Interno do Chá por Infusão
Parte usada: flores.
Dose diária: 15 gramas, 3 vezes ao dia.

Informações Complementares
O produto *in natura* pode ser adquirido em um herbanário.

Juglans regia L.

Família
Juglandáceas/Juglandaceae.

Sinonímia Popular
Nogueira, nogueira-de-iguape, nogueira-do-litoral, nogueira-da-índia e nogueira-do--ceilão.

Parte Usada
Folhas.

Propriedades Medicinais
Antiparasitário, antirreumático, antissifilítico, anti-inflamatório, antimicrobiano, antianêmico, antibacteriano, antiartrítico, antileucorreico, antisséptico, antidiarreico, antipsórico, diurético, tônico, antirraquítico, antiemético, anti-ictérico, anti-herpético, anti-hemorrágico, antidiabético, antiescorbútico, cicatrizante, depurativo, eupéptico, adstringente e sudorífero.

Indicações Terapêuticas
Uso interno
Erupção cutânea, anemia ferropriva, artrite, dermatose, diabetes melito, diarreia, reumatismo, gota, escorbuto, escrofulose, fístula, frieira, angina, hemorragia, hemorroida,

herpes, icterícia, hanseníase, leucorreia, linfatismo, tuberculose óssea[57], halitose, raquitismo, sífilis, tuberculose pulmonar, dispepsia hipossecretora, transpiração excessiva, verminose[58], psoríase, ferida, má digestão, astenia, vômito e vulvovaginite.

Uso externo
Erupção cutânea, dermatose, fístula, hemorroida, herpes labial, hanseníase, psoríase, ferida, leucorreia, micose, diaforese excessiva nos pés e nas mãos.

Contraindicação
O seu uso é contraindicado na gestação, na lactação, na gastrite, na úlcera gastroduodenal, em uso de sais de ferro, em pessoa sensível a tanino e com hipersensibilidade a qualquer um dos componentes da planta.

Precaução
Quando usado no diabetes melito é preciso ter o controle constante da glicemia e o ajuste da dose de insulina ou de qualquer outro antidiabético oral.

Forma de Utilização
Uso Interno do Chá por Infusão
Parte usada: folhas.
Dose diária: 15 gramas, 3 vezes ao dia.

Informações Complementares
O produto *in natura* pode ser adquirido em um herbanário.

Lantana camara L.

Família
Enoteráceas/Enoteraceae.

Sinonímia Popular
Camarajuba, erva-sagrada, cambará-de-cheiro, cambará-de-espinho, cambará-de-chumbo, câmara-miúda, milho-de-grilo, camará-milho-de-grilo e camará-juba.

Parte Usada
Folhas.

Propriedades Medicinais
Antitérmico, antirreumático, antiasmático, expectorante, antiespasmódico, anti-inflamatório, peitoral, tônico pulmonar, diurético e sudorífero.

Indicações Terapêuticas
Asma, febre, reumatismo, tosse, espasmo, dor de ouvido, coqueluche e bronquite.

---
[57] Mal de Pott.
[58] Possui ação contra teníase.

Contraindicação
Nenhuma contraindicação foi encontrada nas literaturas pesquisadas. Porém, isto não significa que futuramente alguma contraindicação ou efeito colateral venha ser encontrado.

Forma de Utilização
Uso Interno do Chá por Infusão
Parte usada: folhas.
Dose diária: 15 gramas, 3 vezes ao dia.

Informações Complementares
O Governo do Estado do Paraná, pela resolução nº 19 SESA/PR de 10.03.1992, determina a proibição de sua comercialização por tempo indeterminado, tanto *in natura* como sob todas as formas farmacêuticas.
Não se recomenda o uso desta planta.

Lavandula augustifolia Miller

Família
Labiadas/Labiatae – Lamiáceas/Lamiaceae.

Sinonímia Popular
Alfazema, lavanda, lavande e lavândula.

Parte Usada
Folhas, flores ou sumidade florida.

Propriedades Medicinais
Analgésico, antiartrítico, antiasmático, antibacteriano, anticonvulsivo, antidepressivo, tônico, antiepiléptico, antiespasmódico, antiflatulento, anti-helmíntico, anti-hipertensivo, anti-ictérico, anti-inflamatório, antimicrobiano, antineurálgico, antiperspirante, antipsórico, antirreumático, antisséptico, antitérmico, calmante, cicatrizante, colagogo, descongestionante, antianêmico, digestivo, diurético, emenagogo, sedativo, sudorífero e tônico capilar.

Indicações Terapêuticas
Abscesso, amenorreia, apoplexia, artrite, bronquite, cefaleia, depressão, contusão, dermatite, má digestão, dispepsia, enjoo, enxaqueca, epilepsia, flatulência, gripe, insônia, leucorreia, náusea, hipertensão arterial sistêmica, asma, psoríase, resfriado, sinusite, reumatismo, ácido úrico, clorose, anúria, cãibra, neuralgia, picada de insetos, gota, hipocondria, escrofulose, inapetência, coqueluche, laringite, faringite, queimadura, acne, cistite, ictérícia e tontura.

Contraindicação
O seu uso é contraindicado na gestação, na lactação e em pessoa com hipersensibilidade a qualquer um dos componentes da planta.

Precaução
Em alta dose pode ser depressiva do sistema nervoso, causando sonolência.

Forma de Utilização
Uso Interno do Chá por Infusão
Parte usada: folhas.
Dose diária: 10 gramas, 3 vezes ao dia.

Parte usada: flores.
Dose diária: 20 gramas, 3 vezes ao dia.

Informações Complementares
O produto *in natura* pode ser adquirido em um herbanário.

Lepidium sativum L.

Família
Crucíferas/Cruciferae – Brassicáceas/Brassicaceae.

Sinonímia Popular
Mastruço, mentrusto, mentruz e mastruço-de-buenos-aires.

Parte Usada
A planta toda (fresca).

Propriedades Medicinais
Antiescorbútico, antirraquítico, antitussígeno, anti-helmíntico, depurativo, expectorante, tônico pulmonar, diurético e digestivo.

Indicações Terapêuticas
Afecção pulmonar, bronquite, escrofulose, laringite, linfatismo, raquitismo, teníase, tuberculose pulmonar, tosse, escorbuto e ascaridíase.

Contraindicação
Nenhuma contraindicação foi encontrada nas literaturas pesquisadas. Porém, isto não significa que futuramente alguma contraindicação ou efeito colateral venha ser encontrado.

Forma de Utilização
Uso Interno do Chá por Infusão
Parte usada: a planta toda (fresca) sem a raiz.
Dose diária: 20 gramas, 3 vezes ao dia.

Informações Complementares
O produto *in natura* pode ser adquirido em um herbanário.

Linum usitatissimum L.

Família
Lináceas/Linaceae.

Sinonímia Popular
Linho, linho-galego, linho-de-inverno e linho-mourisco.

Parte Usada
Sementes.

Propriedades Medicinais
Anti-hemorroidário, anticolesterolêmico, digestivo, anti-inflamatório, laxativo, diurético e resolutivo.

Indicações Terapêuticas
Uso interno
Bronquite, hemorroida, prostatite, gastrite, colesterol, constipação, obesidade, enterite, tonsilite, diverticulite, laxante, febrite e cólica intestinal.
Uso externo - cataplasma com a farinha das sementes.
Furúnculo, abscesso e inflamação cutânea em geral.

Contraindicação
O seu uso é contraindicado na estenose esofágica, na estenose pilórica, na estenose intestinal, no abdome agudo e em pessoa com hipersensibilidade a qualquer um dos componentes da planta.

Precaução
Recomenda-se não fazer o uso interno da farinha.

Posologia
1 cápsula de óleo de 500 mg, 3 vezes ao dia.

Forma de Utilização
Uso Interno do Chá por Decocção
Parte usada: sementes.
Dose diária: 10 gramas, 3 vezes ao dia.

Informações Complementares
O seu uso interno deve ser sementes inteiras e pode interferir com a absorção de medicamentos.
O produto *in natura* pode ser adquirido em um herbanário.

Lobelia inflata L.

Família
Lobeliáceas/Lobeliaceae.

Sinonímia Popular
Lobélia e tabaco-indiano.

Parte Usada
Folhas ou sumidades floridas.

Propriedades Medicinais
Antidispneico, antitussígeno, broncodilatador, vasodilatador coronariano, expectorante, sudorífero e antiasmático.

Indicações Terapêuticas
Dispneia, coqueluche, insuficiência respiratória, tosse, bronquite, enfisema pulmonar crônico e asma.

Contraindicação
O seu uso é contraindicado na gestação, na lactação, na hipertensão arterial sistêmica, na afecção do miocárdio, na cloroformização e em pessoa com hipersensibilidade a qualquer um dos componentes da planta.

Forma de Utilização
Fazer uso somente em forma de tintura ou pó, preparado por laboratório botânico ou em farmácia de homeopatia.

Informações Complementares
Se o seu uso for a partir de 4 gramas, pode ocorrer morte por paralisia respiratória. Esta dose é chamada de dose letal.
Entretanto, as preparações homeopáticas são outros procedimentos completamente diferentes dos chás, dos fitoterápicos e dos fitomedicamentos.
Portanto, o seu uso é seguro desde que acompanhado por médico homeopata ou médico com formação em fitologia médica.

Luffa operculata (L.) Cogn.

Família
Cucurbitáceas/Cucurbitaceae.

Sinonímia Popular
Buchinha-do-norte, buchinha-dos-paulistas, buchinha-paulista, buchinha-do-nordeste, buchinha, bucha-do-norte e canabinha. No Estado do Amazonas, como cabacinha.

Parte Usada
Fruto (buchinha).

Propriedades Medicinais
Descongestionante e laxante.

Frutos
Emenagogo, anti-helmíntico, anti-herpético, purgante, esternutatório, descongestionante nasal, expectorante, adstringente, antisséptico, laxante e antidiabético.

Sementes
Anti-helmíntico.

Indicações Terapêuticas
Sinusite, rinite, ascite, inflamação geniturinária, ferida, inflamação oftálmica, amebíase, herpes, amenorreia, hidropisia, hematoma e clorose.

Contraindicação
O seu uso interno e externo é contraindicado na gestação, na lactação, na pediatria, em pessoa idosa e com hipersensibilidade a qualquer um dos componentes da planta.

Precaução
Não pingar gota sobre o nariz, pois pode produzir hemorragia nasal perigosa. Jamais deve ser fervida porque seus principais constituintes químicos têm característica cáustica sobre a mucosa nasal.

Forma de Utilização
Uso externo para inalação – dose: colocar ½ buchinha em 1 copo e despejar por cima água quente, fazer inalação (aspirar o vapor da buchinha) de 10 a 15 minutos.

Duração
Fazer inalação à noite durante 15 dias.

Informações Complementares
Em alta dose pode irritar a mucosa, e seu uso interno pode causar hemorragia.
O produto pode ser adquirido em casa de produtos naturais.

Lycopersicum esculentum L.

Família
Solanáceas/Solanaceae.

Sinonímia Popular
Tomateiro e pé de tomate.

Parte Usada
Frutos.

Propriedades Medicinais
Antiartrítico, anticolesterolêmico, antiescorbútico, antianêmico, antioxidante, anti-inflamatório, antimicótico, anti-hipotensivo, diurético e laxante.

Indicações Terapêuticas
Acne, artrite, tonsilite, litíase renal, afecção hepática, cistite, falta de memória, hipotensão arterial, colesterol, escorbuto, cãibra, anemia ferropriva, cicatrizante em queimadura, afta e candidíase.

Contraindicação

O fruto verde é contraindicado para quem teve ou tem predisposição ao câncer, artrite, gota, reumatismo, litíase e em pessoa com hipersensibilidade a qualquer um dos componentes do fruto.

Precaução

O fruto verde não deve ser usado por causa da presença de um glicoalcaloide esteroidal, a *solanina*. Pessoa sensível ao ácido oxálico não deve ingerir tomate. Se ingerir quantidade alta de tomate, evitar a exposição demorada ao sol em decorrência da ação fotossensibilizante da furocumarina presente no tomate.

Forma de Utilização

Uso Interno do Chá por Infusão
Parte usada: frutos.
Dose diária: 20 gramas, 3 vezes ao dia.

Informações Complementares

A folha não deve ser usada internamente, pois pode apresentar forte efeito, como diarreia, cólica e vômito.

Uso interno em forma de suco para hipotensão arterial: uso diário, um copo de 200 mL. Tomate bem maduro, com pouca água, de 10 a 15 dias.

Uso externo em forma de suco para queda de cabelo e caspa.

O produto *in natura* pode ser adquirido em um herbanário.

Malva sylvestris L.

Família

Malváceas/Malvaceae.

Sinonímia Popular

Malva, malva-cheirosa, malva-verde, malva-grande, guanxuma-amarela, malva-de-casa, malva-rosa e malva-das-boticas.

Parte Usada

Folhas ou flores.

Propriedades Medicinais

Antiasmático, antitussígeno, mucilaginoso, adstringente, expectorante, laxante, diurético, anti-inflamatório e suavizante de tecidos.

Indicações Terapêuticas

Abscesso, afta, bronquite, faringite, laringite, estomatite, halitose, furúnculo, gastrite, tonsilite, dermatose, asma, gripe, resfriado, enfisema pulmonar, coqueluche, colite, constipação, contusão, tosse e úlcera.

Contraindicação
Nenhuma contraindicação foi encontrada nas literaturas pesquisadas. Porém, isto não significa que futuramente alguma contraindicação ou efeito colateral venha ser encontrado.

Forma de Utilização
Uso Interno do Chá por Infusão
Parte usada: folhas.
Dose diária: 8 gramas, 2 vezes ao dia.

Uso Interno do Chá por Decocção – para Abscesso e Furúnculo
Parte usada: raízes.
Dose diária: 5 gramas, 3 vezes ao dia.

Informações Complementares
Uso externo em forma de tintura na inflamação da boca e da garganta.

Posologia: 1 colher das de chá da tintura para meio copo com água morna. Usar 3 vezes ao dia, em bochecho e/ou gargarejo.
O produto *in natura* pode ser adquirido em um herbanário.

Matricaria chamomilla Linné

Família
Compostas/Compositae – Asteráceas/Asteraceae.

Sinonímia Popular
Camomila, camomila-dos-alemães, macela, matricária e macanilha.

Parte Usada
Flores.

Propriedades Medicinais
Antitérmico, anti-helmíntico, antiespasmódico[59], antimicrobiano, antidiarreico, antisséptico, anti-inflamatório, antiflatulento, antialérgico, antiemético, vulnerário e cicatrizante.

Indicações Terapêuticas
Doença no sistema nervoso, dispepsia, ansiedade, doença uterina, constipação, doença ovariana, clorose, bronquite, úlcera péptica, gastroduodenite, flatulência, vômito, espasmo, febre, náusea, diarreia e dismenorreia.

Contraindicação
O seu uso é contraindicado na gestação e em pessoa com hipersensibilidade a qualquer um dos componentes da planta.

---

[59] Na colite e bronquite.

Precaução
Recomenda-se o uso moderado da planta por pessoa que sofre de alergia. Em alta dose, pode causar náusea, excitação nervosa e insônia.

Forma de Utilização
Uso Interno do Chá por Infusão
Parte usada: flores.
Dose diária: 15 gramas, 3 vezes ao dia.

Informações Complementares
O seu uso externo é indicado para estomatite, blefaroconjuntivite, vulvovaginite, gengivite, eczema e outras dermatites.
O produto *in natura* pode ser adquirido em um herbanário.

Maytenus ilicifolia Martius

Família
Celastráceas/Celastraceae.

Sinonímia Popular
Espinheira-santa, cancerosa, cancrosa, coronilho-de-campo, erva-cancerosa, espinho-de-deus, espinheira-divina, maiteno e salva-vidas.

Parte Usada
Folhas.

Propriedades Medicinais
Antiasmático, antiespasmódico, antisséptico, antiulceroso, antitumorigênico, antiflatulento, tônico, anti-inflamatório, aperiente, analgésico, colagogo, laxante, adstringente, antitérmico, contraceptivo, digestivo, antiácido, emenagogo e vulnerário.

Indicações Terapêuticas
Gastrite, flatulência, febre, asma, eczema, herpes, úlcera péptica, má digestão, hiperacidez, acne, vômito, dispepsia, gastralgia e azia.

Contraindicação
O seu uso é contraindicado na gestação, na lactação, em criança menor de 12 anos e em pessoa com hipersensibilidade a qualquer um dos componentes da planta.

Posologia
1 cápsula de 250 mg do extrato seco, 3 vezes ao dia.

Forma de Utilização
Uso Interno do Chá por Infusão
Parte usada: folhas.
Dose diária: 15 gramas, 3 vezes ao dia.

Informações Complementares
O produto *in natura* pode ser adquirido em um herbanário.

Medicago sativa L.

Família
Leguminosas/Leguminosae – Fabáceas/Fabaceae.

Sinonímia Popular
Alfafa, luzerna, alfafa-verdadeira, melga-dos-campos e alfafa-de-flor-roxa.

Parte Usada
Parte aérea florida.

Propriedades Medicinais
Anti-hemorrágico, antirreumático, antianêmico, antiartrítico, antirraquítico, antiescorbútico, antiulceroso, energético e reconstituinte da desnutrição.

Indicações Terapêuticas
Doença no sistema nervoso, escorbuto, raquitismo, dispepsia, inapetência, anemia ferropriva, má digestão, trombocitopenia, cistite, climatério, reumatismo, distúrbio da menopausa, hemorragia, hemorroida, desnutrição, úlcera, ureia, arteriosclerose, osteoporose[60], artrite e hipertrofia da próstata.

Contraindicação
O seu uso é contraindicado no lúpus eritematoso, na esplenomegalia[61] com pancitopenia[62], em uso de estrogênico, de anti-hemorrágico, de anticoagulante e em pessoa com hipersensibilidade a qualquer um dos componentes da planta.

Precaução
Crianças, idosos e pessoas com sistema imunológico comprometido devem evitar a ingestão de broto de alfafa por causa da contaminação bacteriana frequente do mesmo, a não ser que o produtor seja confiável e tenha certificação orgânica.

Posologia
1 cápsula de 215 mg, 3 vezes ao dia, antes das refeições.

Forma de Utilização
Uso Interno do Chá por Infusão
Parte usada: parte aérea florida.
Dose diária: 10 gramas, 3 vezes ao dia.

---

[60] Como remineralizante.
[61] Esplenomegalia significa hipertrofia do baço, ou seja, aumento do baço. Também é conhecida como megalosplenia.
[62] Diminuição dos elementos figurados do sangue: eritrócitos, leucócitos e plaquetas.

Duração
Fazer uso do chá durante 7 dias e depois suspender o uso durante 4 dias e repetir a dose por mais 7 dias.
Nunca se deve fazer uso de chá por tempo indeterminado ou muito prolongado.

Informações Complementares
Sementes e brotos de alfafa de origem duvidosa podem ser contaminados com bactérias, como, por exemplo, *Salmonella enteritidis* e *Escherichia coli*. A maioria de pessoas adultas expostas a *Salmonella enteritidis* e *Escherichia coli* tem sintomas como diarreia, náusea, vômito, cólica abdominal e febre. Infecção por *Escherichia coli* pode causar síndrome hemolítico-urinêmica e falência renal.
Ingestão de preparações de tabletes de alfafa foi associado com reativação de Lúpus Eritematoso Sistêmico (LES) em pelo menos 2 pacientes.
O produto *in natura* pode ser adquirido em um herbanário.

Melissa officinalis L.

Família
Labiadas/Labiatae – Lamiáceas/Lamiaceae.

Sinonímia Popular
Erva-cidreira, chá-da-frança, citronela-menor, erva-cidreira-europeia, cidreira-verdadeira, anafa, melissa, melissa-verdadeira e melissa-romana.

Parte Usada
Folhas frescas ou partes aéreas floridas.

Propriedades Medicinais
Antidepressivo, anti-inflamatório, antiflatulento, antimicrobiano, antineurálgico, antivirulento, antialérgico, antiespasmódico, antidiarreico, antiepiléptico, antitussígeno, anti-ictérico, colagogo, antisséptico, adstringente, analgésico, calmante, digestivo, diurético, emenagogo, sudorífero e revitalizante.

Indicações Terapêuticas
Ansiedade, artralgia, cãibra, parotidite epidêmica, celulite, hipertensão arterial sistêmica, má circulação, depressão, diarreia, enjoo, enxaqueca, epilepsia, flatulência, gastralgia, hipocondria, icterícia, inapetência, tosse, insônia, pericardite, resfriado, taquicardia, tontura, cólica, esterilidade, asma, gastrite, espasmo gastrintestinal, meteorismo, vômito, melancolia, arroto, tônico uterino, herpes simples e halitose.

Contraindicação
Nenhuma contraindicação foi encontrada nas literaturas pesquisadas. Porém, isto não significa que futuramente alguma contraindicação ou efeito colateral venha ser encontrado.

Forma de Utilização
Uso Interno do Chá por Infusão
Parte usada: folhas frescas.

Dose diária: 12 gramas, 3 vezes ao dia.

Informações Complementares
Seu uso externo serve para lavar ferida e combater o mau hálito (halitose).
O produto *in natura* pode ser adquirido em um herbanário.

Mentha piperita Linné

Família
Labiadas/Labiatae – Lamiáceas/Lamiaceae.

Sinonímia Popular
Hortelã, hortelã-pimenta, menta-pipetina, hortelã-do-campo, hortelã-de-cheiro, hortelã-cheirosa, hortelã-da-horta, hortelã-de-tempero, hortelã-do-brasil, hortelã-doce e hortelã-pimenta-rasteira.

Parte Usada
Folhas ou sumidades floridas.

Propriedades Medicinais
Antiflatulento, antiespasmódico, antirreumático, antissifilítico, anti-ictérico, anti-hemorroidário, antitussígeno, antiasmático, antisséptico, expectorante, galactagogo, antiemético, colagogo, estimulante, cardiotônico, eupéptico, digestivo e analgésico.

Indicações Terapêuticas
Reumatismo, dor no estômago, gastrite, hemorroida, sífilis, náusea, vômito, tremor, taquicardia, sinusite, dispepsia, nervosismo, dismenorreia, icterícia, bronquite, flatulência, halitose, cólica, enxaqueca, tonsilite, fadiga geral, atonia digestiva, gastralgia, timpanite, litíase biliar, tosse, má digestão, prostatite, afecção hepática, asma, bronquite e intoxicação de origem gastrintestinal.

Contraindicação
O seu uso é contraindicado na gestação, na lactação, na pediatria[63], na dispepsia hipersecretora, na doença intestinal grave, na doença neurológica e em pessoa com hipersensibilidade a qualquer um dos componentes da planta.

Precaução
Pessoa com litíase biliar só deve fazer uso com acompanhamento médico.

Forma de Utilização
Uso Interno do Chá por Infusão
Parte usada: folhas.
Dose diária: 10 gramas, 3 vezes ao dia.

---
[63] Criança até 6 anos de idade.

Informações Complementares
Recomenda-se procurar orientação de um médico homeopata.
O produto *in natura* pode ser adquirido em um herbanário.

Mentha pulegium L.

Família
Labiadas/Labiatae – Lamiáceas/Lamiaceae.

Sinonímia Popular
Poejo-real, poejo-das-hortas, erva-de-são-lourenço, hortelã-da-folhas-miúda, menta-selvagem e poejo.

Parte Usada
Folhas ou partes aéreas floridas.

Propriedades Medicinais
Anti-helmíntico, antisséptico, antidiarreico, antitussígeno, anti-histérico, expectorante, antigripal, antiflatulento, digestivo, sudorífero, estimulante, antiespasmódico e emenagogo.

Indicações Terapêuticas
Gripe, bronquite, cólica intestinal, diarreia, cefaleia, enjoo, tosse, flatulência, hidropisia, histeria, insônia, discinesia hepatobiliar, inapetência, taquicardia, rouquidão, zumbido no ouvido, gota, resfriado, menstruação irregular, tontura, amenorreia, coriza, dispepsia e doença no sistema nervoso.

Contraindicação
O seu uso é contraindicado na gestação[64], na lactação, em criança menor de 6 anos e em pessoa com hipersensibilidade a qualquer um dos componentes da planta.

Forma de Utilização
Uso Interno do Chá por Infusão
Parte usada: parte aérea florida.
Dose diária: 5 gramas, 3 vezes ao dia.

Informações Complementares
O produto *in natura* pode ser adquirido em um herbanário.

Mikania glomerata Sprengel

Família
Compostas/Compositae – Asteráceas/Asteraceae.

---

[64]Pelo fato da planta possuir um princípio ativo chamado Borneol, pode provocar o aborto com risco de vida.

Sinonímia Popular
Guaco, coração-de-jesus, guaco-trepador, guaco-liso, erva-cobre, guaco-de-casa, erva-de-cobra e cipó-sucuriju; e na Região Norte do Brasil, é conhecida pelo nome de cipó-catinga.

Parte Usada
Folhas.

Propriedades Medicinais
Antipruriginoso, antiartrítico, antisséptico, antiasmático, antitérmico, antimalárico, antissifilítico, antitussígeno, antirreumático, antigripal, broncodilatador, sudorífero, cicatrizante, expectorante, tônico, aromático, depurativo, hepatoprotetor e sedativo.

Indicações Terapêuticas
Ácido úrico, albuminúria, ansiedade, bronquite, dermatite, insônia, malária, micose, neuralgia, gota, reumatismo, gripe, artrite, prurido senil, rouquidão, sífilis, úlcera, eczema pruriginoso, asma, febre, coqueluche e tosse.

Contraindicação
O seu uso é contraindicado na gestação, na lactação, em criança menor de 2 anos, na hepatopatia, na trombocitopenia, no período menstrual[65], em quem faz uso de anticoagulante ou heparina e em pessoa com hipersensibilidade a qualquer um dos componentes da planta.

Precaução
Em alta dose, pode causar vômito e diarreia. Não fazer uso por período prolongado, pois pode causar acidentes hemorrágicos.

Forma de Utilização
Uso Interno do Chá por Infusão
Parte usada: folhas.
Dose diária: 20 gramas, 3 vezes ao dia.

Informações Complementares
O produto *in natura* pode ser adquirido em um herbanário.

Mikania hirsutissima De Candolle

Família
Compostas/Compositae – Asteráceas/Asteraceae.

Sinonímia Popular
Cipó-cabeludo, guaco-cabeludo e erva-dutra.

---
[65] Pode aumentar o fluxo sanguíneo.

Parte Usada
Rizoma ou a planta florida (sem raiz).

Propriedades Medicinais
Antiartrítico, antineurálgico e antirreumático, e diurético.

Indicações Terapêuticas
Uso interno
Ácido úrico, artrite, coceira, contusão, frieira, nefrite, neuralgia, pielite, uretrite, cistite, litíase biliar, gota e reumatismo.

Uso externo
Reumatismo, gota, contusão e neuralgia.

Contraindicação
É contraindicada em pessoa com uso de anticoagulante cumadínico e com hipersensibilidade a qualquer um dos componentes da planta.

Forma de Utilização
Uso Interno do Chá por Infusão
Parte usada: a planta toda, sem raiz.
Dose diária: 20 gramas, 3 vezes ao dia.

Uso Interno do Chá por Decocção
Parte usada: rizoma.
Dose diária: 15 gramas, 3 vezes ao dia.

Duração
Fazer uso do chá durante 10 dias, dar um intervalo de 5 dias e repetir a dose em dias alternados durante 15 dias.

Informações Complementares
O produto *in natura* pode ser adquirido em um herbanário.

Mikania setigera Schultz

Família
Compostas/Compositae – Asteráceas/Asteraceae.

Sinonímia Popular
Cipó-almécega.

Parte Usada
Folhas.

Propriedades Medicinais
Antineurálgico, antitussígeno, antirreumático e lumbago.

Indicações Terapêuticas
Dor muscular, neuralgia, reumatismo, bronquite, uretrite e tosse.

Contraindicação
Nenhuma contraindicação foi encontrada nas literaturas pesquisadas. Porém, isto não significa que futuramente alguma contraindicação ou efeito colateral venha ser encontrado.

Forma de Utilização
Uso Interno do Chá por Infusão
Parte usada: folhas.
Dose diária: 10 gramas, 3 vezes ao dia.

Informações Complementares
O produto *in natura* pode ser adquirido em um herbanário.

Mirabilis jalapa L.

Família
Nictagináceas/Nyctaginaceae.

Sinonímia Popular
Maravilha, bonina, boa-noite, quatro-horas, bonita e jalapa.

Parte Usada
Folhas.

Propriedades Medicinais
Antimicótico, antibacteriano, antiflatulento, anti-helmíntico, anti-inflamatório, purgante, laxante, diurético, digestivo e antivirulento.

Indicações Terapêuticas
Candidíase, eczema, dermatite, micose, herpes, sarda, contusão, corrimento vaginal, escoriação, ferida, tinha, constipação, flatulência, acne e *rash* cutâneo.

Contraindicação
O seu uso é contraindicado na gestação, na lactação e em pessoa com hipersensibilidade a qualquer um dos componentes da planta.

Precaução
A semente não deve ser usada porque contém substância neurotóxica. Nenhuma parte da planta deve ser usada por gestante, pois a planta pode causar uma estimulação uterina moderada.

Forma de Utilização
Uso Interno do Chá por Infusão
Parte usada: folhas.
Dose diária: 15 gramas, 3 vezes ao dia.

Momordica charantia L.

Família
Cucurbitáceas/Cucurbitaceae.

Sinonímia Popular
Melão-de-são-caetano, balsamina-longa, caramelo, erva-de-são-caetano, erva-de-lavadeira, fruto-de-cobra, erva-de-são-vicente, fruto-negro, melãozinho, quiabeiro-de-angola.

Parte Usada
Folhas, frutos ou raízes.

Propriedades Medicinais

Folhas
Antidisentérico, antimalárico, antirreumático, antileucorreico, antidiarreico, antitérmico, laxante, antidiabético, antiemético, depurativo, emenagogo, anti-hipertensivo e purgante.

Frutos maduros
Antidiabético, antiescorbútico, antimalárico, anti-helmíntico, anti-hemorroidário, antitérmico, adstringente, afrodisíaco e antimicótico.

Raízes
Antitérmico e adstringente.

Indicações Terapêuticas

Folhas
Disenteria, diarreia, escabiose, malária, febre, reumatismo, vômito, leucorreia, sarda, prurido e úlcera.

Frutos maduros
Escorbuto, hemorroida, diabetes melito, micose, febre e malária.

Raízes
Regulariza o fluxo menstrual, alivia cólica menstrual, hemorroida, febre, furúnculo, abscesso e escabiose.

Contraindicação
O seu uso é contraindicado na gestação[66], na lactação, em criança menor de 12 anos e em pessoa com hipersensibilidade a qualquer um dos componentes da planta.

Precaução
A semente contém propriedade tóxica, não devendo ser ingerida em grande quantidade.

---
[66]Pode provocar o aborto com risco de vida.

Forma de Utilização

Uso Interno do Chá por Infusão
Parte usada: folhas.
Dose diária: 15 gramas, 3 vezes ao dia.

Uso Interno do Chá por Decocção
Parte usada: raízes.
Dose diária: 10 gramas, 3 vezes ao dia.

Informações Complementares
O produto *in natura* pode ser adquirido em um herbanário.

Myrcia sphaerocarpa De Candolle

Família
Mirtáceas/Myrtaceae.

Sinonímia Popular
Cambuí, pedra-hume-caá e insulina vegetal.

Parte Usada
Folhas ou cascas.

Propriedades Medicinais
Anticolesterolêmico, antidiarreico, adstringente, antidiabético, anti-hemorroidário e cardiotônico.

Indicações Terapêuticas
Colesterol, diabetes melito, tônico cardíaco, inflamação ovariana, enterite, hemorroida, diarreia, obesidade e inflamação uterina.

Contraindicação
O seu uso é contraindicado na gestação, na lactação, em criança menor de 12 anos, na hipoglicemia, na constipação e em pessoa com hipersensibilidade a qualquer um dos componentes da planta.

Forma de Utilização

Uso Interno do Chá por Infusão
Parte usada: folhas.
Dose diária: 15 gramas, 3 vezes ao dia.

Informações Complementares
O produto pode ser adquirido em forma de tintura em farmácia homeopática.

Myrciaria dubia (H.B.K.) Mc Vough

Família
Mirtáceas/Myrtaceae.

Sinonímia Popular
Camu-camu.

Parte Usada
Frutos.

Propriedades Medicinais
Antianêmico, antirreumático, antiescorbútico, anticarcinogênico, diurético, adstringente, tônico, antigripal, litagogo, resolutivo, emenagogo, peitoral e depurativo.

Indicações Terapêuticas
Prostatite, pneumonia, reumatismo, anemia ferropriva, escorbuto, cãibra e constipação.

Contraindicação
Nenhuma contraindicação foi encontrada nas literaturas pesquisadas. Porém, isto não significa que futuramente alguma contraindicação ou efeito colateral venha ser encontrado.

Precaução
O uso excessivo ou prolongado de grande quantidade de ácido ascórbico pode levar a perturbação gastrintestinal e diarreia.

Posologia
1 cápsula de 250 mg pela manhã e outra à tarde; ou 1 cápsula de 500 mg pela manhã.

Informações Complementares
O camu-camu fortalece o sistema imunológico, estimula o sistema circulatório, auxilia no tratamento de determinados cânceres. Além disso, fortalece o sistema nervoso e a região hepática.

Sua semente concentra elevado teor de ácido ascórbico mais que a laranja, o limão e a acerola. Pesquisas constataram que a ingestão diária de 1 grama de camu-camu liofilizado em pó e em jejum, em até 2 horas, elimina os sintomas de ansiedade, alterações de humor e depressão.

O produto pode ser adquirido em farmácia homeopática ou em casa de produtos naturais.

Myristica bicuhyba Schott

Família
Miristicáceas/Myristicaceae.

Sinonímia Popular
Bicuíba-de-folhas-miúda, bicuíba-redonda, moscadeira-do-brasil, noz-moscada-do-brasil, bicuíba, sangue-de-bicuíba, vicuíba e fruto-de-bicuíba.

Parte Usada
Casca.

Propriedades Medicinais
Antirreumático, antiasmático, antiflatulento, antiartrítico, anti-hemorroidário, laxante, diurético, adstringente, antidiarreico, cardiotônico, antitérmico, tônico neural e anti-hemorrágico.

Indicações Terapêuticas
Abscesso, cólica intestinal, diarreia, reumatismo, erisipela, flatulência, bronquite, metrorragia, hemoptise, hemorroida, leucorreia, halitose, artrite, afta, dismenorreia, miomatose uterina, febre, otite supurada, antraz, asma, endometriose e adenomiose.

Contraindicação
O seu uso é contraindicado na gestação, em homem com oligospermia com tratamento contra a infertilidade e em pessoa com hipersensibilidade a qualquer um dos componentes da planta.

Forma de Utilização
Uso Interno do Chá por Decocção
Parte usada: casca.
Dose diária: 10 gramas, 3 vezes ao dia.

Óleo de Bicuiba
Usa-se de forma externa o óleo como unguento na dor reumática e na artrite.

Informações Complementares
O produto *in natura* pode ser adquirido em um herbanário.

Myristica fragrans Houttuyn

Família
Miristicáceas/Myristicaceae.

Sinonímia Popular
Noz-moscada, noz-da-moscadeira, muscadeira e moscadeira.

Parte Usada
As amêndoas das sementes (noz).

Propriedades Medicinais
Antiflatulento, anti-hemorroidário, anti-inflamatório, antileucorreico, antiemético, afrodisíaco, diurético, antirreumático, antiespasmódico, antidiarreico, antiasmático, sedativo, analgésico, tônico e laxante.

Indicações Terapêuticas
Afta, abscesso, antraz, arroto, asma, cólica intestinal, diarreia, dispepsia, desmaio, hemorroida, leucorreia, vômito, hemoptise, lombalgia, reumatismo, cansaço mental, flatulência, halitose, otite e timpanite.

Contraindicação
O seu uso é contraindicado na gestação[67], na pediatria e em pessoa com hipersensibilidade a qualquer um dos componentes da planta.

Precaução
Em alta dose, mais que cinco gramas[68], é possível que possa produzir quadro convulsivo, efeito narcótico[69] e desenvolver carcinoma[70].

Forma de Utilização
Uso Interno do Chá por Decocção
Parte usada: as amêndoas das sementes (noz).
Dose diária: 2 gramas, 3 vezes ao dia.

Informações Complementares
O produto *in natura* pode ser adquirido em um herbanário.

Myrospermum erytroxilon Fr.

Família
Leguminosas/Leguminosae – Fabáceas/Fabaceae.

Sinonímia Popular
Óleo-vermelho, pau-de-óleo, cabureira, capureuva, capreúva e capureiba.

Parte Usada
Casca.

Propriedades Medicinais
Antitussígeno, antiasmático e expectorante.

Indicações Terapêuticas
Bronquite, tosse e asma.

Contraindicação
Nenhuma contraindicação foi encontrada nas literaturas pesquisadas. Porém, isto não significa que futuramente alguma contraindicação ou efeito colateral venha ser encontrado.

---

[67] Pode provocar o aborto com risco de vida.
[68] O equivalente de 2 a 3 amêndoas.
[69] Tem ação alucinógena, isto é, sensação de irrealidade.
[70] Tumor maligno constituído por células epiteliais, com tendência a invadir as estruturas próximas e a produzir metástase.

Forma de Utilização
Uso Interno do Chá por Decocção
Parte usada: casca.
Dose diária: 10 gramas, 3 vezes ao dia.

Informações Complementares
O produto *in natura* pode ser adquirido em um herbanário.

Nasturtium officinalis Robert Brown

Família
Crucíferas/Cruciferae – Brassicáceas/Brassicaceae.

Sinonímia Popular
Agrião-do-brejo, agrião-da-europa, agrião-de-lugares-úmidos, agrião-d'água-corrente, agrião-da-ponte, cardamia-jortana, jambu, agrião, berro e saúde-do-corpo.

Parte Usada
A planta toda (fresca).

Propriedades Medicinais
Antirreumático, antissifilítico, antiartrítico, antiasmático, anti-ictérico, antitussígeno, depurativo, antistrumático, antitabagismo, antiescorbútico, antidiabético, antirraquítico, expectorante, diurético, unguento e cicatrizante.

Indicações Terapêuticas
Abscesso, ácido úrico, amenorreia, inapetência, diabetes melito, colecistite, escorbuto, anúria, hidropisia, falta de memória, bronquite, tuberculose pulmonar, raquitismo, reumatismo, uremia, litíase biliar, sarampo, sífilis, varíola, artrite, asma, escrofulose, bócio, gota, dispepsia, tônico cardíaco, herpes, icterícia, artrose, tosse, dismenorreia, pneumonia, coqueluche, dermatose e antídoto da nicotina.

Contraindicação
O seu uso é contraindicado na gestação[71], na úlcera gástrica, na doença renal inflamatória e em pessoa com hipersensibilidade a qualquer um dos componentes da planta.

Forma de Utilização
Uso Interno do Chá por Infusão
Parte usada: a planta toda, sem raiz.
Dose diária: 10 gramas, 3 vezes ao dia.

Informações Complementares
O agrião que cresce junto à água parada pode transmitir tifo.
O produto *in natura* pode ser adquirido em um herbanário.

---

[71] Pode provocar o aborto com risco de vida.

Ocimum basilicum L.

Família
Labiadas/Labiatae – Lamiáceas/Lamiaceae.

Sinonímia Popular
Alfavaca, alfavaca-cheirosa, alfavaca-d'américa, alfavaca-doce, erva-real, manjericão anão, manjericão, manjericão-de-folhas-larga, manjericão-doce e remédio-de-vaqueiro.

Parte Usada
Folhas ou partes aéreas floridas.

Propriedades Medicinais
Analgésico, antiemético, antitérmico, antioxidante, antimicrobiano, anti-inflamatório, aperiente, antisséptico, antitussígeno, antigripal, antiespasmódico, aromático, calmante, tônico, digestivo, diurético, emenagogo, expectorante, sedativo e sudorífero.

Indicações Terapêuticas
Afta, tonsilite, antraz, bronquite, dispepsia, cefaleia, enxaqueca, espasmo, flatulência, frieira, má digestão, furúnculo, gastrite, acne, gripe, inapetência, halitose, febre, resfriado, picada de insetos, tuberculose pulmonar, repelente de insetos, tosse, faringite, insônia e vômito.

Contraindicação
O seu uso é contraindicado na gestação, na lactação, em pessoa alérgica ou com hipersensibilidade a qualquer um dos componentes da planta.

Forma de Utilização

Uso Interno do Chá por Infusão
Parte usada: folhas.
Dose diária: 8 gramas, 3 vezes ao dia.

Parte usada: parte aérea florida.
Dose diária: 10 gramas, 3 vezes ao dia.

Informações Complementares
O uso interno do óleo essencial pode causar carcinoma hepático.
O produto *in natura* pode ser adquirido em um herbanário.

Olea europaea L.

Família
Oleáceas/Oleaceae.

Sinonímia Popular
Oliveira, oliveira-brava, oliva e azeitona.

Parte Usada
Folhas recentes ou óleo obtido do fruto (azeite).

Propriedades Medicinais
Folhas
Antiasmático, antiespasmódico, antirreumático, anticolesterolêmico, anti-hipertensivo, laxante, colagogo, antisséptico, depurativo, diurético, anti-inflamatório, antidiabético e vulnerário.

Óleo
Colagogo, anti-hipertensivo, diurético, anti-inflamatório, antidiabético, anticolesterolêmico e laxante.

Indicações Terapêuticas
Folhas
Asma, algia, colite, constipação, enterite, erupção cutânea, estomatite, gastrite, gota, hipertensão arterial sistêmica, arteriosclerose, reumatismo, queimadura, colesterol, espasmo e litíase renal.

Óleo
Colesterol, discinesia hepatobiliar, constipação e inflamação intestinal.

Contraindicação
O seu uso é contraindicado na gestação, na lactação e em pessoa com hipersensibilidade a qualquer um dos componentes da planta.

Forma de Utilização
Uso Interno do Chá por Infusão
Parte usada: folhas recentes.
Dose diária: 10 gramas, 3 vezes ao dia.

Informações Complementares
Recomenda-se de 1 a 2 colheres das de sopa de azeite extravirgem, com suco de laranja, usada em jejum como laxante, colagogo ou anti-inflamatório intestinal.
Por muitos anos vem sendo orientado o uso do azeite com suco de limão para dissolver litíase biliar, porém não existe nenhuma comprovação científica e acredita-se que é perigosa tal prática.
O produto *in natura* pode ser adquirido em um herbanário.

Origanum vulgare L.

Família
Labiadas/Labiatae – Lamiáceas/Lamiaceae.

Sinonímia Popular
Manjerona, manjerona-do-campo, manjero-verdadeira, orégano e flor-do-himeneu.

Parte Usada
Parte aérea florida ou óleo essencial.

Propriedades Medicinais
Antitussígeno, antiflatulento, anti-hipertensivo, antibacteriano, antirreumático, anticefalálgico, antiasmático, antiemético, antimicótico e expectorante.

Indicações Terapêuticas
Dispepsia, flatulência, resfriado, bronquite, tosse, laringite, reumatismo, torcicolo, ansiedade, ferida, má digestão, inapetência, discinesia hepatobiliar, colecistite, insônia, hipertensão arterial sistêmica, cefaleia e asma.

Contraindicação
Nenhuma contraindicação foi encontrada nas literaturas pesquisadas. Porém, isto não significa que futuramente alguma contraindicação ou efeito colateral venha ser encontrado.

Precaução
Não administrar, nem aplicar topicamente o óleo essencial em pessoa com alergia respiratória ou com hipersensibilidade. O uso continuado da planta por mais de 2 semanas pode causar cefaleia e sonolência. O uso do óleo em alta dose pode causar efeito estupefaciente[72].

Forma de Utilização
Uso Interno do Chá por Infusão
Parte usada: folhas.
Dose diária: 5 gramas, 3 vezes ao dia.

Parte usada: parte aérea florida.
Dose diária: 6 gramas, 3 vezes ao dia.

Duração
Fazer uso do chá durante 8 dias, depois dar um intervalo de 10 dias e usar por mais 7 dias. Nunca se deve fazer uso de chá por tempo indeterminado ou muito prolongado.

Informações Complementares
Recomenda-se o infuso em gargarejo na irritação da garganta.
O produto *in natura* pode ser adquirido em um herbanário.

Panax ginseng C. A. Mayer

Família
Araliáceas/Araliaceae.

Sinonímia Popular
Pânax, ginseng, panaceia, cinco-folhas, ginseng-coreano, ginseng-japonês e ginseng-chinês.

---
[72]Adormecimento de uma parte do corpo.

Parte Usada
Raiz principal de pelo menos quatro anos.

Propriedades Medicinais
Antidepressivo, antianêmico, antiepiléptico, antirreumático, anti-inflamatório, antidiabético, antioxidante, antigripal, anticolesterolêmico, depurativo, diurético, anti-hemorrágico, tônico e revitalizante.

Indicações Terapêuticas
Anemia ferropriva, cansaço físico, colesterol, cardiopatias, epilepsia, astenia, resfriado, estresse, falta de memória, gripe, depressão, impotência sexual, prostatite, cansaço mental, reumatismo, bradicardia, diabetes melito, anemia megaloblástica por falta de ingestão e problema de fertilidade masculina.

Contraindicação
O seu uso é contraindicado na gestação, na lactação, na terapia com anticoagulante, no período menstrual, no distúrbio na menopausa, na hipertensão arterial sistêmica, na taquicardia e em pessoa com hipersensibilidade a qualquer um dos componentes da planta.

Precaução
Em alta dose pode ocorrer nervosismo, hipertensão arterial sistêmica, erupção na pele, insônia e diarreia.
Durante a utilização do ginseng, não se deve fazer uso de café, chá mate, chá preto, chimarrão e chocolate. A presença das xantinas contribui para uma ação estimulante na pessoa que usa.

Posologia
1 cápsula de 100 mg pela manhã.

Forma de Utilização
Uso Interno do Chá por Decocção
Parte usada: raízes.
Dose diária: 1 grama, 2 vezes ao dia.

Informações Complementares
O uso constante aumenta a taxa de hemoglobina e o número de eritrócitos. Popularmente recebeu o nome de planta adaptógena pelo fato de aumentar a resistência orgânica ao estresse.
O produto pode ser adquirido em farmácia homeopática ou em casa de produtos naturais.

Parapetalifera betulina (Thunberg) Farwell

Família
Rutáceas/Rutaceae.

Sinonímia Popular
Buco, buchu e boco.

Parte Usada
Folhas.

Propriedades Medicinais
Sudorífero, diurético e anti-inflamatório.

Indicações Terapêuticas
Bronquite crônica, cistite e prostatite.

Contraindicação
Nenhuma contraindicação foi encontrada nas literaturas pesquisadas. Porém, isto não significa que futuramente alguma contraindicação ou efeito colateral venha ser encontrado.

Precaução
Em alta dose é venenosa.

Forma de Utilização
Uso Interno do Chá por Infusão
Parte usada: folhas.
Dose diária: 10 gramas, 3 vezes ao dia.

Informações Complementares
O produto *in natura* pode ser adquirido em um herbanário.

Parietaria officinalis L.

Família
Urticáceas/Urticaceae.

Sinonímia Popular
Parietária, alfavaca-de-cobra, tiritana, fura-paredes e erva-de-santana. Em algumas regiões do Brasil também é conhecida por quebra-pedra.

Parte Usada
A planta toda.

Propriedades Medicinais
Antirreumático, antiartrítico, anti-inflamatório, anti-hemorroidário, adstringente, expectorante, laxante, diurético, depurativo e vulnerário.

Indicações Terapêuticas
Afecção pulmonar, gonorreia, bronquite, litíase renal, estrangúria, hemorroida, anúria, dermatose crônica, cistite, disúria, furúnculo, reumatismo, constipação, hepatite, nefrite, hidropisia, pielite, artrite, litíase biliar e uretrite.

Efeito Colateral
Pode provocar polinose.

Contraindicação
Nenhuma contraindicação foi encontrada nas literaturas pesquisadas. Porém, isto não significa que futuramente alguma contraindicação ou efeito colateral venha ser encontrado.

Forma de Utilização
Uso Interno do Chá por Infusão
Parte usada: a planta toda, sem a raiz.
Dose diária: 10 gramas, 3 vezes ao dia.

Informações Complementares
O produto *in natura* pode ser adquirido em um herbanário.

Passiflora alata Dryand

Família
Passifloráceas/Passifloraceae.

Sinonímia Popular
Passiflora, maracujá e flor-da-paixão.

Parte Usada
Folhas.

Propriedades Medicinais
Antiespasmódico, antidepressivo, antineurálgico, anti-hipertensivo, diurético, tranquilizante e sedativo.

Indicações Terapêuticas
Hipertensão arterial sistêmica, neuralgia, ansiedade, depressão suave, irritabilidade e espasmo.

Contraindicação
O seu uso é contraindicado na gestação, na lactação, na pediatria e em pessoa com hipersensibilidade a qualquer um dos componentes da planta.

Precaução
Em alta dose existe risco de intoxicação cianídrica. Deve ser usado com cautela por pessoa com hipotensão arterial sistêmica. Pode haver potencialização do efeito com o álcool, anti-histamínico e do sono induzido pelo pentobarbital e do efeito analgésico da morfina. Também pode ocorrer bloqueio parcial da anfetamina.

Forma de Utilização
Uso Interno do Chá por Infusão
Parte usada: folhas.
Dose diária: 10 gramas, 3 vezes ao dia.

Informações Complementares
O produto *in natura* pode ser adquirido em um herbanário.

Passiflora incarnata L.

Família
Passifloráceas/Passifloraceae.

Sinonímia Popular
Passiflora, flor-da-paixão, maracujá, maracujá-rosado, maracujá-guaçu e maracujá-silvestre.

Parte Usada
Folhas ou partes aéreas.

Propriedades Medicinais
Antiespasmódico, antialcoólico, antidisentérico, anti-hipertensivo, antineurálgico, antitussígeno, antitérmico, antiasmático, antiulceroso, antidiarreico, anticefalálgico, tranquilizante, tonificante, hipnótico, sedativo, sonífero e calmante.

Indicações Terapêuticas
Alcoolismo, ansiedade, coqueluche, convulsão infantil, nervosismo, disenteria, erisipela, úlcera, espasmo, histeria, menopausa, neurastenia, neuralgia, hipertensão arterial sistêmica, insônia, estresse, diarreia, taquicardia, vertigem, dispepsia nervosa, dismenorreia, cefaleia, febre, enxaqueca, irritabilidade, tosse, asma e dor muscular.

Contraindicação
O seu uso é contraindicado na gestação, na lactação, na hipotensão arterial e em pessoa com hipersensibilidade a qualquer um dos componentes da planta.

Precaução
Não associar com bebida alcoólica, com sedativo, com tranquilizante e com anti-histamínico.

Forma de Utilização
Uso Interno do Chá por Infusão
Parte usada: folhas.
Dose diária: 15 gramas, 3 vezes ao dia.

Informações Complementares
A administração da passiflora concomitante a anti-histamínico, sedativo e hipnótico deverá ser realizada somente sob supervisão médica.
O produto *in natura* pode ser adquirido em um herbanário.

Paullinia cupana Kunth

Família
Sapindáceas/Sapindaceae.

Sinonímia Popular
Guaraná, guaraná-da-amazônia, guaranauva, guaranaina, uaraná e naranazeiro.

Parte Usada
Sementes, levemente torradas.

Propriedades Medicinais
Antidepressivo, antidisentérico, antibacteriano, antitérmico, antiflatulento, antidiarreico, anticefalálgico, adstringente, analgésico, diurético, cardiotônico, sudorífero, vasodilatador e estimulante das funções cerebrais.

Indicações Terapêuticas
Inapetência, arteriosclerose, cefaleia, flatulência, depressão, constipação, dispepsia, disenteria, diarreia, estresse físico, mialgia, gonorreia, febre, impotência sexual e enxaqueca.

Contraindicação
O seu uso é contraindicado na gestação, na lactação, na pediatria, na hipertensão arterial sistêmica, na úlcera péptica, na ansiedade, na agitação, na arritmia, na inflamação gastrintestinal e em pessoa com hipersensibilidade a qualquer um dos componentes da planta.

Precaução
Nunca usar mais de 2 doses ao dia, pois o efeito poderá ser nervosismo excessivo, falta de sono ou provocar sonolência. Se fizer uso do guaraná como estimulante para não dormir, com o tempo poderá ocorrer falta de memória, fraqueza (debilidade, astenia), esgotamento, falta de atenção e dedução.

Forma de Utilização
Uso Interno do Chá por Decocção
Parte usada: sementes.
Dose diária: 20 gramas, 2 vezes ao dia.

Informações Complementares
O uso do produto à noite pode causar insônia.
O produto *in natura* pode ser adquirido em um herbanário.

Peireskia grandifolia Haworth

Família
Cactáceas/Cactaceae.

Sinonímia Popular
Quiabento, jumbeba, rosa-madeira, groselha-da-américa, groselha-dos-barbados, ora-pro-nóbis, cacto-rosa e groselheira-das-andilhas.

Parte Usada
Folhas ou frutos.

Propriedades Medicinais
Antianêmico, antissifilítico, anticolesterolêmico, antitumorigênico, desnutrição, anti-inflamatório e expectorante.

Indicações Terapêuticas
Anemia ferropriva, inflamação cutânea, colesterol, furúnculo, sífilis e tumor.

Contraindicação
Nenhuma contraindicação foi encontrada nas literaturas pesquisadas. Porém, isto não significa que futuramente alguma contraindicação ou efeito colateral venha ser encontrado.

Forma de Utilização
Uso Interno do Chá por Infusão
Parte usada: folhas.
Dose diária: 15 gramas, 3 a 4 vezes ao dia.
Parte usada: frutos.
Dose diária: 10 gramas, 3 vezes ao dia.

Informações Complementares
O produto *in natura* pode ser adquirido em um herbanário.

Peltodon radicans Pohl.

Família
Labiadas/Labiatae – Lamiáceas/Lamiaceae.

Sinonímia Popular
Hortelã-do-brasil, hortelã-brava, hortelã-do-mato, boicaá, poejo-rateiro, são-pedro-cão, mentrasto (Alagoas), meladinha (Pernambuco) e erva-de-são-joão (Rio de Janeiro).

Parte Usada
Folhas.

Propriedades Medicinais
Antiasmático, antissifilítico, antitussígeno, expectorante e depurativo.

Indicações Terapêuticas
Tosse, asma, bronquite, coqueluche, dermatose, impigem, tinha, eczema, dartro e sífilis.

Contraindicação
Nenhuma contraindicação foi encontrada nas literaturas pesquisadas. Porém, isto não significa que futuramente alguma contraindicação ou efeito colateral venha ser encontrado.

Forma de Utilização
Uso Interno do Chá por Infusão
Parte usada: folhas.
Dose diária: 20 gramas, de 3 a 4 vezes ao dia.

Informações Complementares
O produto *in natura* pode ser adquirido em um herbanário.

Persea americana Miller

Família
Lauráceas/Lauraceae.

Sinonímia Popular
Abacateiro, abacado, palta, bego e pera-do-advogado.

Parte Usada
Folhas, colhidas antes da floração.

Propriedades Medicinais
Anticefalálgico, antiflatulento, antimalárico, antineurálgico, anti-helmíntico, anti-inflamatório, anti-hipertensivo, antirreumático, antianêmico, antitussígeno, antioxidante, antinefrítico, tônico capilar, antidiarreico, anti-ictérico, adstringente, afrodisíaco, antissifilítico, depurativo, digestivo, colagogo, emenagogo e diurético.

Indicações Terapêuticas
Abscesso, ácido úrico, afta, anemia ferropriva, contusão, tonsilite, artrite, bronquite, cansaço físico, cefaleia, cistite, disenteria, estomatite, malária, flatulência, diarreia, gota, hepatite, hipertensão arterial sistêmica, neuralgia do trigêmeo, reumatismo, rouquidão, sífilis, tosse, tuberculose pulmonar, uremia, anúria, uretrite, incontinência urinária, retenção urinária, icterícia e nefrite.

Contraindicação
O seu uso é contraindicado na gestação, na lactação e em pessoa com hipersensibilidade a qualquer um dos componentes da planta.

Precaução
A folha verde não deve ser usada, pois pode causar taquicardia. O seu fruto não é indicado para quem faz regime de emagrecimento ou manutenção de peso, por ser muito calórico.

Forma de Utilização
Uso Interno do Chá por Infusão
Parte usada: folhas.
Dose diária: 15 gramas, 3 a 4 vezes ao dia.

Parte usada: flor picada.
Dose diária: 1 colher das de sopa, 3 vezes ao dia.

Informações Complementares
As folhas devem ser usadas secas porque as verdes causam palpitação cardíaca.
O produto *in natura* pode ser adquirido em um herbanário.

Petiveria alliacea L.

Família
Fitolacáceas/Phytolacaceae.

Sinonímia Popular
Guiné, pipi, erva-de-pipi, erva-guiné, raiz-de-guiné, amansa-senhor, anamu, caá, tipi-verdadeiro, tipí, teté, tipu, tipuana, mucura-caá e erva-de-alho.

Parte Usada
Folhas ou raízes.

Propriedades Medicinais
Antiespasmódico, antirreumático, antibacteriano, antimicótico, anti-inflamatório, analgésico, antineurálgico, anticefalálgico e diurético.

Indicações Terapêuticas
Hipotermia, gengivite, reumatismo, hidropisia, neuralgia, espasmo, cefaleia, paralisia dos membros e dor muscular.

Contraindicação
O seu uso é contraindicado na gestação[73] e em pessoa com hipersensibilidade a qualquer um dos componentes da planta.

Precaução
A raiz em alta dose ou em dose fracionada pode levar à morte.

Forma de Utilização

Uso Interno do Chá por Infusão
Parte usada: folhas.
Dose diária: 20 gramas, 3 vezes ao dia.

Uso Interno do Chá por Decocção
Parte usada: raízes.
Dose diária: 10 gramas, 3 vezes ao dia.

Informações Complementares
O uso continuado determina acentuada apatia, indiferença, imbecilidade e convulsão, podendo levar à morte.
O produto *in natura* pode ser adquirido em um herbanário.

Peumus boldus Molina

Família
Monimiáceas/Monimiaceae.

---

[73] Pode provocar o aborto com risco de vida.

Sinonímia Popular
Boldo, boldo-do-chile, boldo-chileno e boldo-verdadeiro.

Parte Usada
Folhas.

Propriedades Medicinais
Tônico, excitante, digestivo, antiflatulento, anti-ictérico, antidiarreico, antitérmico, colerético, antissifilítico, antiespasmódico[74], sudorífero, calmante, antirreumático, colagogo, eupéptico, aperiente e diurético.

Indicações Terapêuticas
Diarreia, litíase biliar, má digestão, dispepsia, febre, tontura, ureia, reumatismo, insônia, gota, flatulência, constipação, gonorreia, inapetência, colelitíase, enxaqueca, hidropisia[75], hepatite, icterícia e sífilis.

Contraindicação
O seu uso é contraindicado na gestação[76], no distúrbio renal, na pneumonia, na hepatopatia grave, na oclusão das vias biliares, na malária, no asmático e em pessoa com hipersensibilidade a qualquer um dos componentes da planta.

Precaução
Em alta dose ou uso prolongado pode provocar vômito, diarreia, alteração do sistema nervoso, hepatotoxicidade, hiperemia da mucosa gastrintestinal causando inflamação, distúrbio da coordenação, alteração psíquica, alucinações cromática e auditiva, tontura e convulsão.

Posologia
2 cápsulas de 500 mg, de 2 a 3 vezes ao dia.

Forma de Utilização
Uso Interno do Chá por Infusão
Parte usada: folhas.
Dose diária: 10 gramas, 3 vezes ao dia.

Informações Complementares
Cuidado com a planta seca. As folhas dessecadas vão reduzindo o teor das substâncias existentes à medida que a planta envelhece, até chegar ao ponto em que ela se torna inútil tanto para fins medicinais como aromáticos.

O produto *in natura* pode ser adquirido em um herbanário.

---

[74] Tem ação diurética e antiespasmódica na cistite.
[75] Somente enxaqueca que esteja relacionada com disfunção biliar.
[76] Pode provocar o aborto com risco de vida ou ação teratogênica.

Pfaffia glomerata (Sprengel) Petterson

Família
Amarantáceas/Amaranthaceae.

Sinonímia Popular
Ginseng-brasileiro, pfáffia, ginseng-do-brasil, corrente, carango-sempre-viva e paratudo.

Parte Usada
Raízes.

Propriedades Medicinais
Analgésico, tranquilizante, anticarcinogênico, antidiabético, anti-inflamatório, antimicrobiano, antitumorigênico, cicatrizante, revigorante, anticolesterolêmico, anti-hemorroidário, vulnerário, antioxidante, antirreumático, antitérmico, antiartrítico e miorrelaxante.

Indicações Terapêuticas
Afecção hepática, arteriosclerose, artrite, artrose, falta de memória, má circulação, colesterol, diabetes melito, mal de Parkinson, estresse, estria, hemorroida, labirintite e varizes.

Contraindicação
Nenhuma contraindicação foi encontrada nas literaturas pesquisadas. Porém, isto não significa que futuramente alguma contraindicação ou efeito colateral venha ser encontrado.

Informações Complementares
O produto pode ser adquirido em farmácia homeopática ou em casa de produtos naturais.

Pfaffia paniculata (Mart.) Kuntze

Família
Amarantáceas/Amaranthaceae.

Sinonímia Popular
Pfafia, ginseng, ginseng-brasileiro, corrente, carango-açu e paratudo.

Parte Usada
Raízes.

Propriedades Medicinais
Antianêmico, antiartrítico, antiasmático, anticolesterolêmico, antirreumático, antitumorigênico, anti-hipertensivo, analgésico, antidiabético, antidepressivo, anti-inflamatório, cicatrizante e tônico.

Indicações Terapêuticas
Anemia ferropriva, arteriosclerose, artrite, asma, cansaço físico, colesterol, depressão, diabetes melito, envelhecimento precoce, mal de Parkinson, distúrbio na menopausa, reumatismo, má circulação, astenia, hipertensão arterial sistêmica, estresse físico, tumor e úlcera.

Contraindicação
O seu uso é contraindicado na gestação, na lactação, na hipertensão arterial sistêmica e em pessoa com hipersensibilidade a qualquer um dos componentes da planta.
Não usar com estrogênio-positivo em câncer, nem com medicamento contendo sais de ferro.

Posologia
1 cápsula de 100 mg pela manhã.

Forma de Utilização
Uso Interno do Chá por Decocção
Parte usada: raízes.
Dose diária: 3 gramas, 2 vezes ao dia.

Informações Complementares
Doses maiores que 10 gramas de pó, por dia, podem originar nervosismo, hipertensão arterial sistêmica, diarreia e, por vezes, insônia.
O produto pode ser adquirido em farmácia homeopática.
O produto *in natura* pode ser adquirido em um herbanário.

Pfaffia stenophylla Sprengel

Família
Amarantáceas/Amaranthaceae.

Sinonímia Popular
Pfáffia, ginseng-brasileiro, corrente, carango-sempre-viva e paratudo.

Parte Usada
Raízes.

Propriedades Medicinais
Antianêmico, antiartrítico, antidepressivo, antiasmático, anticolesterolêmico, antirreumático, antidiabético, anticarcinogênico, antimicrobiano, antioxidante, antitérmico, antitumorigênico, anti-inflamatório, anti-hipertensivo, bioestimulante, imunoestimulante, tranquilizante e analgésico.

Indicações Terapêuticas
Anemia ferropriva, arteriosclerose, cansaço físico, colesterol, depressão, diabetes melito, envelhecimento precoce, artrite, mal de Parkinson, distúrbio da menopausa, reumatismo, asma, má circulação, astenia, hipertensão arterial sistêmica, estresse físico, tumor e úlcera.

Contraindicação
Nenhuma contraindicação foi encontrada nas literaturas pesquisadas. Porém, isto não significa que futuramente alguma contraindicação ou efeito colateral venha ser encontrado.

Posologia
1 cápsula de 100 mg pela manhã.

Forma de Utilização
Uso Interno do Chá por Decocção
Parte usada: raízes.
Dose diária: 1 grama, 2 vezes ao dia.

Informações Complementares
O produto pode ser adquirido em farmácia homeopática ou em casa de produtos naturais.

Phyllanthus niruri L.

Família
Euforbiáceas/Euphorbiaceae.

Sinonímia Popular
Arrebenta-pedra, quebra-pedra, erva-pombinha, fura-parede, erva-pomba, saxifraga e saúde-de-mulher.

Parte Usada
Partes aéreas com flores ou raízes.

Propriedades Medicinais
Anticarcinogênico, anti-hipertensivo, anti-inflamatório, anti-helmíntico, anti-ictérico, tônico, analgésico, antitumorigênico, antiespasmódico, antibacteriano, antiulceroso, antidiabético, antidisentérico, sedante, antimalárico, antisséptico, adstringente, antidiarreico, antinefrítico, diurético, purgante, relaxante, hepatoprotetor, sudorífero, antivirulento e HIV[77].

Indicações Terapêuticas
Ácido úrico, prostatite, albuminúria, amenorreia, cistite, litíase renal, disenteria, malária, tumor, diarreia, gota, diabetes melito com polineuropatia, contusão, gangrena, hepatite B, icterícia, hipertensão arterial sistêmica, inapetência, afecção pulmonar, relaxante muscular, hidropisia, espasmo, nefrite, úlcera e verruga.

Contraindicação
O seu uso é contraindicado na gestação[78], na lactação[79], em criança menor de 12 anos e em pessoa com hipersensibilidade a qualquer um dos componentes da planta.

Precaução
O uso prolongado, por mais de 21 dias seguidos, ou em alta dose, pode provocar desmineralização do organismo.

---

[77] Há relatos que essa planta tem ação inibidora da transcriptase reversa do HIV.
[78] Algumas substâncias da planta conseguem atravessar a placenta e provocar o aborto com risco de vida.
[79] Algumas substâncias da planta são excretadas pelo leite materno, podendo intoxicar o bebê.

Posologia
1 cápsula de 250 mg, 3 vezes ao dia.

Forma de Utilização

Uso Interno do Chá por Infusão
Parte usada: partes aéreas com flores.
Dose diária: 10 gramas, 3 vezes ao dia.

Uso Interno do Chá por Decocção
Parte usada: sementes e raízes.
Dose diária: 20 gramas, 3 vezes ao dia.

Informações Complementares
As sementes são usadas especificamente para o diabetes melito.
O produto *in natura* pode ser adquirido em um herbanário.

Physostigma venenosum Balfour

Família
Leguminosas/Leguminosae – Fabáceas/Fabaceae.

Sinonímia Popular
Fava-de-calabar.

Parte Usada
Folhas ou sementes.

Propriedades Medicinais
Antitetânico e colinérgico.

Indicações Terapêuticas
Coreia, tétano, atonia gastrintestinal, taquicardia, glaucoma, baixa pressão intraocular, úlcera da córnea, paresia intestinal (íleo pós-operatório), miastenia grave, retenção urinária pós-operatória e inibição da colinesterase que provoca a hidrólise da acetilcolina.

Contraindicação
Nenhuma contraindicação foi encontrada nas literaturas pesquisadas. Porém, isto não significa que futuramente alguma contraindicação ou efeito colateral venha ser encontrado.

Forma de Utilização

Uso Interno do Chá por Infusão
Parte usada: folhas.
Dose diária: 15 gramas, 3 vezes ao dia.

Uso Interno do Chá por Decocção
Parte usada: sementes.
Dose diária: 10 gramas, 3 vezes ao dia.

Informações Complementares
O produto *in natura* pode ser adquirido em um herbanário.

Picrolemma pseudocoffea Ducke

Família
Simarubáceas/Simaroubaceae.

Sinonímia Popular
Falso-café, quina-amargosa, tuparubo, jacarearu e tachi.

Parte Usada
Raízes.

Propriedades Medicinais
Antitérmico e tônico estomacal.

Indicações Terapêuticas
Inapetência, dispepsia, esgotamento físico, náusea e febre em geral.

Contraindicação
Nenhuma contraindicação foi encontrada nas literatas pesquisadas. Porém, isto não significa que futuramente alguma contraindicação ou efeito colateral venha ser encontrado.

Forma de Utilização
Uso Interno do Chá por Decocção
Parte usada: raízes.
Dose diária: 10 gramas, 3 vezes ao dia.

Informações Complementares
O produto *in natura* pode ser adquirido em um herbanário.

Pilocarpus jaborandi Holmes

Família
Rutáceas/Rutaceae.

Sinonímia Popular
Jaborandi, jaborandi-manso e jaborandi-do-ceará.

Parte Usada
Folhas.

Propriedades Medicinais
Antigripal, antirreumático, antitérmico, anti-inflamatório, antinefrítico, antidiabético, sudorífero, diurético e revitalizante capilar.

Indicações Terapêuticas
Bronquite, edema, pleurite, pneumonia, difteria, nefrite aguda, diabetes melito, coroidite, desprendimento da retina, gripe, febre, irite, reumatismo e glaucoma.

Contraindicação
O seu uso é contraindicado na gestação, na asma brônquica, na insuficiência cardíaca, em paciente portador de bloqueio de condução e em pessoa com hipersensibilidade a qualquer um dos componentes da planta.

Forma de Utilização
Uso Interno do Chá por Infusão
Parte usada: folhas.
Dose diária: 2 gramas, 3 vezes ao dia.

Parte usada: folhas – para combater alopecia.
Dose diária: 20 gramas, 3 vezes ao dia.

Informações Complementares
O produto *in natura* pode ser adquirido em um herbanário.

Pimpinella anisum L.

Família
Umbelíferas/Umbelliferae – Apiáceas/Apiaceae.

Sinonímia Popular
Anis, anis-verde, pimpinella, anácio e erva-doce.

Parte Usada
Folhas ou frutos.

Propriedades Medicinais
Antiemético, antiasmático, antitussígeno, antiflatulento, anticefalálgico, digestivo, expectorante, calmante, cicatrizante, diurético, estomático, tônico e sudorífero.

Indicações Terapêuticas
Acidez estomacal, bronquite, cólica intestinal, dispepsia, vômito, cefaleia, contração muscular, asma, flatulência e tosse.

Contraindicação
O seu uso é contraindicado na gestação[80], na lactação, criança menor de 6 anos, na hipotensão arterial, na gastrite, na úlcera gástrica, na úlcera duodenal, na colite, na diverticulite, em problema hepático, na doença neurológica e em pessoa com hipersensibilidade a qualquer um dos componentes da planta.

---
[80]Pode provocar o aborto com risco de vida.

Precaução
Em alta dose ou por tempo prolongado pode provocar convulsão, embriaguez, tremor e confusão mental.

Forma de Utilização
Uso Interno do Chá por Infusão
Parte usada: folhas.
Dose diária: 10 gramas, 3 vezes ao dia.

Informações Complementares
O produto *in natura* pode ser adquirido em um herbanário.

Piper aducum L.

Família
Piperáceas/Piperaceae.

Sinonímia Popular
Aperta-ruão, tapa-buraco e pimenta-de-fruto-ganchoso.

Parte Usada
A planta toda.

Propriedades Medicinais
Adstringente, antidiarreico, anti-inflamatório e diurético.

Indicações Terapêuticas
Gonorreia, halitose, cistite, uretrite, diarreia, pielite, prolapso do útero, hepatopatias, ferida crônica e doenças das vias urinárias.

Contraindicação
Nenhuma contraindicação foi encontrada nas literaturas pesquisadas. Porém, isto não significa que futuramente alguma contraindicação ou efeito colateral venha ser encontrado.

Forma de Utilização
Uso Interno do Chá por Infusão
Parte usada: folhas.
Dose diária: 10 gramas, 3 vezes ao dia.

Informações Complementares
A raiz, por possuir ação tóxica, não deve ser usada.
O produto *in natura* pode ser adquirido em um herbanário.

Piper cubeba L.

Família
Piperáceas/Piperaceae.

Sinonímia Popular
Cubeba, cubeba-das-boticas e pimenta-cubeba.

Parte Usada
Fruto colhido antes da maturação completa.

Propriedades Medicinais
Antisséptico, antitussígeno, antipsórico, antiflatulento, expectorante e diurético.

Indicações Terapêuticas
Gonorreia, bronquite, cistite, micose, resfriado, dermatose, halitose, flatulência, ferida, psoríase, tosse, azia e constipação.

Contraindicação
O seu uso é contraindicado na gestação, na lactação, em criança menor de 12 anos, nas doenças inflamatórias do sistema digestório e em pessoa com hipersensibilidade a qualquer um dos componentes da planta.

Precaução
Dose superior a 8 gramas pode causar irritação do sistema urinário.

Forma de Utilização
Uso Interno do Chá por Infusão
Parte usada: Fruto colhido antes da maturação completa.
Dose diária: 6 gramas, 3 vezes ao dia.

Informações Complementares
O produto *in natura* pode ser adquirido em um herbanário.

Piper methysticum Forster

Família
Piperáceas/Piperaceae

Sinonímia Popular
Kava-kava, cava, cava-cava, kava, amekava e pimenta-embriagante.

Parte Usada
Rizomas ou raízes.

Propriedades Medicinais
Anticonvulsivo, antidepressivo, antileucorreico, antiespasmódico, anti-inflamatório, sedativo, analgésico, afrodisíaco, antiartrítico e tranquilizante.

Indicações Terapêuticas
Gonorreia, hanseníase, depressão, insônia, leucorreia, prostatite, convulsão, artrose, artrite, uretrite e cistite.

Contraindicação
O seu uso é contraindicado na gestação, na lactação, na pediatria, na síndrome de Parkinson, na depressão[81], em usuário de tranquilizante, de antidepressivo, de antipsicótico[82] de anti-histamínico e em pessoa com hipersensibilidade a qualquer um dos componentes da planta.

Precaução
Mesmo administrada em dosagem prescrita, esta planta pode afetar adversamente os reflexos motores e o julgamento para conduzir e/ou operar maquinário pesado.
Eventualmente, podem ocorrer movimentos irregulares, espasmódicos e involuntários dos membros, tronco, pescoço e musculatura facial.

Posologia
1 cápsula de 270 mg, 3 vezes ao dia, às refeições[83].

Forma de Utilização
Uso Interno do Chá por Decocção
Parte usada: rizomas e raízes.
Dose diária: 10 gramas, 3 vezes ao dia.

Informações Complementares
O produto *in natura* pode ser adquirido em um herbanário.
A tintura fitoterápica é controlada pela ANVISA e vendida em farmácia homeopática.
Venda sob prescrição médica.

Piper umbellatum L.

Família
Piperáceas/Piperaceae

Sinonímia Popular
Capeba, pariparoba, jaguarandi, capeba-do-campo, capeba-do-norte, oguaxima, guaxima, catajé, manjerioba, pariparoba-do-mato, malvarisco, caapeba-cheirosa e caena.

---

[81] Depressão endógena pode conduzir ao suicídio.
[82] Ou de qualquer outro agente que cause depressão do sistema nervoso central, como, por exemplo, os sedativos e os hipnóticos.
[83] Por causa da solubilidade lipídica da Kava-Kava.

Parte Usada
Folhas ou raízes.

Propriedades Medicinais
Antiflatulento, antirreumático, antiescorbútico, antissifilítico, antistrumático, antitumorigênico, antiulceroso, antimalárico, antitérmico, antileucorreico, antiemético, desobstrutivo, resolutivo, anti-inflamatório, tônico, diurético, antivirulento, anti-hepático e sudorífero.

Indicações Terapêuticas

Folhas
Doenças das vias urinárias, escorbuto, escrofulose, resfriado, leucorreia, úlcera, sífilis e doença gástrica.

Raízes
Ingurgitamento do fígado, azia, má digestão, erisipela, escrofulose, febre, furúnculo, gastralgia, hepatite viral, ingurgitamento do baço, malária, resfriado, constipação, tumor, reumatismo, escorbuto, leucorreia, úlcera, sífilis, pleurite, amenorreia, queimadura, contusão, filariose, ferida, doença uterina, gonorreia, hidropisia e dispepsia.

Contraindicação
Nenhuma contraindicação foi encontrada nas literaturas pesquisadas. Porém, isto não significa que futuramente alguma contraindicação ou efeito colateral venha ser encontrado.

Forma de Utilização

Uso Interno do Chá por Decocção
Parte usada: raízes.
Dose diária: 10 gramas, 3 vezes ao dia.

Informações Complementares
O produto *in natura* pode ser adquirido em um herbanário.

Piptadenia colubrina Bentham

Família
Leguminosas/Leguminosae – Fabáceas/Fabaceae.

Sinonímia Popular
Paricá, angico-vermelho, angico-de-curtume, paricá-da-terra, acácia-angico, angico--do-campo, acácia-virgem, angico-bravo, angico-castanho, angico-de-casca, angico--preto, cambuí, arapiraca, angico-fava, niopó, paricá-de-curtume e corupa.

Parte Usada
Casca ou goma.

Propriedades Medicinais
Adstringente, antiflatulento, antidisentérico, antiasmático, anti-hemorrágico, antileucorreico, antirraquítico, antitussígeno, antidiarreico, peitoral e vulnerário.

Indicações Terapêuticas
Diarreia, disenteria, flatulência, pneumonia, contusão, hemorragia, metrorragia, leucorreia, asma, bronquite, faringite, escrofulose, raquitismo, coqueluche, tuberculose pulmonar, metrorragia, tosse, afecção pulmonar, inapetência e gonorreia.

Contraindicação
O seu uso é contraindicado na gestação, na lactação, em criança menor de 12 anos, na diarreia crônica, nos idosos e em pessoa com hipersensibilidade a qualquer um dos componentes da planta.

Forma de Utilização
Uso Interno do Chá por Decocção
Parte usada: casca.
Dose diária: 10 gramas, 3 vezes ao dia.

Informações Complementares
A planta é tóxica para os seres humanos e outros animais. As folhas e as sementes secas são alucinógenas.
O produto *in natura* pode ser adquirido em um herbanário.

Plantago major Linné

Família
Plantagináceas/Plantaginaceae.

Sinonímia Popular
Tanchagem, cinco-nervos, erva-de-orelha, sete-nervos, plantagem, tanchagem-maior, tansagem-maior, tansagem, tranchagem e transagem.

Parte Usada
Folhas na floração, sementes secas ou raízes.

Propriedades Medicinais
Antianêmico, antidiarreico, antimicrobiano, antidisentérico, antimalárico, antitumorigênico, tônico, antitussígeno, antipsórico, antitérmico, antirreumático, antiulceroso, anti-hemorroidário, anti-hemorrágico, anti-inflamatório, anti-ictérico, antinefrítico, depurativo, diurético, digestivo, laxante, emenagogo, analgésico, expectorante, adstringente, sedativo e vulnerário.

Indicações Terapêuticas
Acne, ácido úrico, afta, hepatite, tonsilite, anemia ferropriva, angina, apendicite, azia, bronquite, cistite, conjuntivite, diarreia, disenteria, disúria, enxaqueca, epistaxe, estomatite, faringite, flebite, furúnculo, gastrite, gengivite, hemoptise, parotidite, malária, pros-

tatite, psoríase, queimadura, resfriado, sinusite, gota, febre, reumatismo, icterícia, laringite, nefrite, tosse, terçol, traqueobronquite, tumor, úlcera gástrica, uretrite e varizes.

Contraindicação
O seu uso é contraindicado na gestação, na lactação, na estenose do trato intestinal, na constipação e em pessoa com hipersensibilidade a qualquer um dos componentes da planta.

Precaução
Há caso de choque anafilático com semente de tanchagem.

Forma de Utilização

Uso Interno do Chá por Infusão
Parte usada: folhas na floração.
Dose diária: 20 gramas, 3 vezes ao dia.

Uso Interno do Chá por Decocção
Parte usada: sementes secas ou raízes.
Dose diária: 8 gramas, 3 vezes ao dia.

Informações Complementares
O produto *in natura* pode ser adquirido em um herbanário.

Plantago psyllium L.

Família
Plantagináceas/Plantaginaceae.

Sinonímia Popular
Plantago, erva-das-pulgas, erva-pulgueira, zaragatoa e psílio.

Parte Usada
Folhas ou sementes.

Propriedades Medicinais
Anticolesterolêmico, anti-hemorroidário, laxante e anti-inflamatório.

Indicações Terapêuticas
Colesterol, hemorroida, fissura anal, diverticulite, gastrite e constipação.

Contraindicação
O seu uso é contraindicado na gestação, na lactação, na cólica intestinal (de origem desconhecida), constrição ou estenose do esôfago e do trato gastrintestinal, diabetes melito e em pessoa com hipersensibilidade a qualquer um dos componentes da planta.

Precaução
Pode ocorrer a formação de flatulência, mas esta desaparece após algumas semanas. Podem ocorrer reações alérgicas, sobretudo com a droga pulverizada ou com a preparação líquida. Neste caso, descontinuar o uso. Como o efeito laxante se dá pela absorção de água ao nível intestinal, deve-se elevar o consumo de líquidos durante o uso, caso contrário corre-se o risco de haver constipação.

Forma de Utilização
Uso Interno do Chá por Infusão
Parte usada: folhas.
Dose diária: 15 gramas, 3 vezes ao dia.

Uso Interno do Chá por Decocção
Parte usada: sementes.
Colocar 4 gramas em uma vasilha, de preferência vidro refratário, despejar 200 mL de água fervente e deixar repousar durante uns 5 minutos. Usar 3 vezes ao dia.

Informações Complementares
O produto *in natura* pode ser adquirido em um herbanário.

Plumeria lancifolia Müller Argoviensis

Família
Apocináceas/Apocinaceae.

Sinonímia Popular
Agoniada, agonia, agonium, arapuê, colônia, guina-mole, jasmin-manga, quina-mole, sabuíba, sucuíba, sucuba, sucuriba e tapuoca.

Parte Usada
A planta toda, folhas, flores, casca ou látex da casca.

Propriedades Medicinais
Folhas
Antiasmático, antidepressivo, antimalárico, antiflatulento, antissifilítico, antiespasmódico, galactagogo, emenagogo e purgante.

Flores
Galactagogo, antidepressivo, antiasmático, antissifilítico, emenagogo, purgante, contraceptivo, antiespasmódico, anti-helmíntico, adenite, gânglio supurado, antitérmico, laxante, regulador do ciclo menstrual, resolutivo e sedativo.

Cascas
Emenagogo, antitérmico, depurativo, antiasmático e antissilítico.

Látex da casca
Anti-helmíntico, antitérmico e antimalárico.

A planta toda
Anti-inflamatório potente (trato genital feminino) e antidepressivo.

Indicações Terapêuticas
Adenite, amenorreia, asma, bronquite, cólica menstrual, cólica uterina, leucorreia, depressão, dismenorreia, malária, inflamação uterina, linfangite, constipação, clorose e inflamação ovariana.

Folhas
Adenite, amenorreia, asma, atonia gastrintestinal, bronquite crônica, catarro crônico, cólica menstrual, corrimento vaginal, crise histérica, depressão, dismenorreia, doença da pele, espasmo, malária, gânglio supurado, flatulência, inflamação do útero, sífilis, constipação e inflamação ovariana.

Flores
Aumenta o leite materno, cólica uterina, cólica menstrual, inflamação uterina, inflamação ovariana e regulador da menstruação.

Casca
Clorose, doença na pele, ingurgitamento ganglionar, linfatite, sífilis e regulador menstrual.

Látex da casca
Malária e febre.

A planta toda
Depressão, cólica uterina, inflamação do útero e cólica menstrual.

Contraindicação
O seu uso é contraindicado na gestação[84], na lactação[85], em criança menor de 12 anos, na diarreia e em pessoa com hipersensibilidade a qualquer um dos componentes da planta.

Posologia
2 cápsulas de 500 mg, 3 vezes ao dia.

Forma de Utilização
Uso Interno do Chá por Infusão
Parte usada: folhas.
Dose diária: 15 gramas, 3 vezes ao dia.

Parte usada: flores.
Dose diária: 20 gramas, 3 vezes ao dia.

Parte usada: a planta toda, sem a raíz.
Dose diária: 10 gramas, 3 vezes ao dia.

Uso Interno do Chá por Decocção
Parte usada: casca.
Dose diária: 10 gramas, 3 vezes ao dia.

---
[84] Pode provocar o aborto com risco de vida.
[85] Reduz o leite materno.

Informações Complementares
Em alta dose, o látex da casca produz síncope, podendo levar à morte.
O produto *in natura* pode ser adquirido em um herbanário.

Polygonum acre (Humboldt) Bompland et Kunth

Família
Poligonáceas/Poligonaceae.

Sinonímia Popular
Erva-de-bicho, persicária, cataia, pimenta-do-brejo, potincoba, acataia, curage e capetiçoba. No Estado de Pernambuco, como pimenta-d'água; e no Estado de Alagoas, como capiçoba.

Parte Usada
A planta toda.

Propriedades Medicinais
Antirreumático, antidiarreico, antitérmico, antiamebiano, anti-helmíntico, anti-hemorroidário, diurético, vasodilatador, anti-inflamatório, antiparasitário, adstringente, anti-hemorrágico e sedativo.

Indicações Terapêuticas
Afecção urinária, amenorreia, diarreia, erisipela, hemorroida, reumatismo, prurido, úlcera varicosa, fístula anal, amebíase, ascaridíase, oxiuríase, giardíase, enterobíase, febre, eczema, varizes e vaginite causada por tricômona.

Contraindicação
O seu uso é contraindicado na gestação, na lactação, em criança menor de 12 anos, no período menstrual e em pessoa com hipersensibilidade a qualquer um dos componentes da planta.

Forma de Utilização
Uso Interno do Chá por Infusão
Parte usada: a planta toda, sem raiz.
Dose diária: 15 gramas, 3 vezes ao dia.

Informações Complementares
Uso externo em forma de tintura: na vaginite, usar a planta em forma de tintura diluída na proporção de 1 colher das de sopa em 1 litro de água, para uso sob a forma de lavagem vaginal.
O produto *in natura* pode ser adquirido em um herbanário.

Polypodium lepidopteris L.

Família
Polipodiáceas/Polipodiaceae.

Sinonímia Popular
Samambaia, samambaia-do-mato-virgem, sambambaia e calaguala.

Parte Usada
A planta toda.

Propriedades Medicinais
Antiasmático, antirreumático, antitussígeno, anti-inflamatório, sudorífero, diurético, antigripal, tônico e expectorante.

Indicações Terapêuticas
Reumatismo, gripe, resfriado, tosse, asma, bronquite, gota, ácido úrico e dor reumática.

Efeito Colateral
Pode causar diarreia e náusea.
O seu uso externo pode causar possível reação cutânea de fotossensibilidade.

Contraindicação
O seu uso é contraindicado na trombocitopenia, na diarreia crônica, no distúrbio da coagulação, na evidência de sangramento e em pessoa com hipersensibilidade a qualquer um dos componentes da planta.

Forma de Utilização
Uso Interno do Chá por Infusão
Parte usada: a planta toda, sem raiz.
Dose diária: 15 gramas, 3 vezes ao dia.

Informações Complementares
O produto *in natura* pode ser adquirido em um herbanário.

Portulaca oleracea L.

Família
Portulacáceas/Portulacaceae.

Sinonímia Popular
Beldroega, salada-de-negro, ora-pro-nóbis, portulaca, beldroega-verdadeira, porcelana e caaponga.

Parte Usada
A planta toda.

Propriedades Medicinais
Anticolesterolêmico, antidisentérico, antibacteriano, antitérmico, antiulceroso, diurético, laxante, galactagogo, sudorífero, depurativo, antiescorbútico, anti-hemorroidário, anti-helmíntico, colerético e anti-inflamatório.

Indicações Terapêuticas
Colesterol, escorbuto, hepatopatias, cistite, disenteria, enterite, mastite, úlcera, queimadura, nefropatias, constipação, hemorroida, cólica renal, hematoma, febre, ferida e amenorreia.

Contraindicação
Nenhuma contraindicação foi encontrada nas literaturas pesquisadas. Porém, isto não significa que futuramente alguma contraindicação ou efeito colateral venha ser encontrado.

Forma de Utilização
Uso Interno do Chá por Infusão
Parte usada: a planta toda, sem raiz.
Dose diária: 50 gramas, 4 vezes ao dia.

Informações Complementares
O produto *in natura* pode ser adquirido em um herbanário.

Pouteria caimito (Ruiz et Pav.) Raldk.

Família
Sapotáceas/Saponaceae.

Sinonímia Popular
Abiú, abieiro, abio, abiu-grande, abiurana, caimito, caimo, guta, temare e madura-verde.

Parte Usada
Folhas ou raízes.

Propriedades Medicinais
Antidiarreico, antimalárico, antiescorbútico, anti-helmíntico, antianêmico, antidisentérico, antitérmico, antitussígeno, desinfetante, anti-inflamatório, tônico, purgante e adstringente.

Indicações Terapêuticas
Afecção pulmonar, anemia ferropriva, diarreia, disenteria, febre, otite, inflamação, malária, escorbuto, otalgia, sapinho na boca de criança e terçol.

Contraindicação
Nenhuma contraindicação foi encontrada nas literaturas pesquisadas. Porém, isto não significa que futuramente alguma contraindicação ou efeito colateral venha ser encontrado.

Forma de Utilização
Uso Interno do Chá por Infusão
Parte usada: folhas.
Dose diária: 20 gramas, 3 a 4 vezes ao dia.

Uso Interno do Chá por Decocção
Parte usada: raízes.
Dose diária: 10 gramas, 3 vezes ao dia.

Informações Complementares
O produto *in natura* pode ser adquirido em um herbanário.

Primulla officinalis (L.) Hill.

Família
Primuláceas/Primulaceae.

Sinonímia Popular
Prímula, primavera e pão-de-leite.

Parte Usada
Folhas, flores ou rizoma com raiz.

Propriedades Medicinais
Antiartrítico, antirreumático, antitussígeno, anti-inflamatório, antiespasmódico, antineurálgico, anticefalálgico, diurético, expectorante e sedativo.

Indicações Terapêuticas
Artrite, enxaqueca, espasmo, bronquite, pneumonia, gota, neuralgia, reumatismo, insônia, tosse e cefaleia.

Precaução
Em alta dose pode causar náusea e vômito.

Contraindicação
O seu uso é contraindicado na gestação, na lactação, em criança menor de 12 anos, no uso de aspirina, no uso de anticoagulante e em pessoa com hipersensibilidade a qualquer um dos componentes da planta.

Forma de Utilização
Uso Interno do Chá por Infusão
Parte usada: folhas.
Dose diária: 4 gramas, 3 vezes ao dia, após às refeições.

Parte usada: flores.
Dose diária: 10 gramas, 3 vezes ao dia.

Informações Complementares
Externamente, em pessoa sensível, pode causar dermatite.
O produto *in natura* pode ser adquirido em um herbanário.

Prunus spinosa L.

Família
Rosáceas/Rosaceae.

Sinonímia Popular
Abrunheiro e ameixeira-brava.

Parte Usada
Frutos.

Propriedades Medicinais
Laxante, eupéptico e estomático.

Indicações Terapêuticas
Constipação, azia e má digestão.

Contraindicação
Nenhuma contraindicação foi encontrada nas literaturas pesquisadas. Porém, isto não significa que futuramente alguma contraindicação ou efeito colateral venha ser encontrado.

Forma de Utilização
Uso Interno do Chá por Infusão
Parte usada: frutos.
Dose diária: 15 gramas, 3 vezes ao dia.

Informações Complementares
O produto *in natura* pode ser adquirido em um herbanário.

Ptychopetalum olacoides Benth.

Família
Olacáceas/Olacaceae.

Sinonímia Popular
Muirapuama, marapuama, pau-homem, marantã, muiratã e liriosma.

Parte Usada
Casca do ramo e da raiz.

Propriedades Medicinais
Antidepressivo, antirreumático, antineurálgico, antigripal, tônico e afrodisíaco.

Indicações Terapêuticas
Paralisia parcial, depressão, impotência sexual, reumatismo, neuralgia, beribéri, astenia, queda de cabelo, ataxia locomotora, dispepsia, inapetência, debilidade muscular, tônico neuromuscular e gripe.

Contraindicação
O seu uso é contraindicado na gestação, na lactação, em criança menor de 12 anos, na hipertensão arterial sistêmica, no hipertireoidismo e em pessoa com hipersensibilidade a qualquer um dos componentes da planta.

Posologia
1 cápsula de 350 mg, 3 vezes ao dia.

Forma de Utilização
Uso Interno do Chá por Decocção
Parte usada: casca do ramo ou da raiz.
Dose diária: 15 gramas, 3 vezes ao dia.

Informações Complementares
O produto *in natura* pode ser adquirido em um herbanário.

Quassia amara L.

Família
Simarubáceas/Simaroubaceae.

Sinonímia Popular
Pau-tenente, pau-amargo, pau-de-surinã, pau-quassia, quássia-da-jamaica, quássia-do-suriname, quina, coculos, cássia e quássia.

Parte Usada
Folhas ou cascas.

Propriedades Medicinais
Antitérmico, antiespasmódico, antianêmico, antidiarreico, antidisentérico, antimalárico, tônico, adstringente, aperiente, colagogo, depurativo, digestivo e hepatoprotetor.

Indicações Terapêuticas
Diarreia, anemia ferropriva, disenteria, dispepsia, inapetência, má digestão, malária, espasmo, sarampo e febre.

Contraindicação
Nenhuma contraindicação foi encontrada nas literaturas pesquisadas. Porém, isto não significa que futuramente alguma contraindicação ou efeito colateral venha ser encontrado.

Forma de Utilização
Uso Interno do Chá por Infusão
Parte usada: folhas.
Dose diária: 15 gramas, 3 vezes ao dia.

Uso Interno do Chá por Decocção
Parte usada: casca.
Dose diária: 10 gramas, 3 vezes ao dia.

Informações Complementares
O produto *in natura* pode ser adquirido em um herbanário.

Renealmia exaltata L.

Família
Zingiberáceas/Zingiberaceae.

Sinonímia Popular
Pacová, pacová-do-brasil, pacová-catinga, pacosseroca e cuité-açu.

Parte Usada
Cascas ou sementes.

Propriedades Medicinais
Antiflatulento, antiemético, antiartrítico e estomacal.

Indicações Terapêuticas
Má digestão, gastrite, flatulência, vômito e artrite.

Contraindicação
Nenhuma contraindicação foi encontrada nas literaturas pesquisadas. Porém, isto não significa que futuramente alguma contraindicação ou efeito colateral venha ser encontrado.

Forma de Utilização
Uso Interno do Chá por Decocção
Parte usada: casca.
Dose diária: 10 gramas, 3 vezes ao dia.

Informações Complementares
O produto *in natura* pode ser adquirido em um herbanário.

Rhamnus catharticus L.

Família
Rhamnáceas/Rhamnaceae.

Sinonímia Popular
Escambroeiro, cervina, espinho-cervina e espinheiro-cerval.

Parte Usada
Frutos maduros.

Propriedades Medicinais
Purgante, diurético, laxante, colagogo e tônico.

Indicações Terapêuticas
Hidropsia cardíaca e renal, uremia, congestão cerebral e constipação.

Contraindicação
Nenhuma contraindicação foi encontrada nas literaturas pesquisadas. Porém, isto não significa que futuramente alguma contraindicação ou efeito colateral venha ser encontrado.

Duração
Fazer uso por 10 dias, depois dar um intervalo de 10 dias e usar por mais 10 dias.
Duração máxima de uso 60 dias.
Nunca se deve fazer uso de chá por tempo indeterminado ou muito prolongado.

Informações Complementares
O produto *in natura* pode ser adquirido em um herbanário.

Rhamnus purshiana De Candolle

Família
Ramnáceas/Rhamnaceae.

Sinonímia Popular
Cáscara-sagrada.

Parte Usada
Casca do caule ou do ramo (seca).

Propriedades Medicinais
Purgante, diurético, emenagogo, antitérmico, anti-hemorroidário, laxante, colagogo e tônico.

Indicações Terapêuticas
Ingurgitamento no fígado, estimulante do peristaltismo intestinal, dispepsia, ingurgitamento no baço, constipação, discinesia hepatobiliar e hemorroida.

Contraindicação
O seu uso é contraindicado na gestação[86], na lactação, em criança menor de 12 anos, na dor no estômago, na colite ulcerosa, na doença de Crohn, na obstrução intestinal, na doença inflamatória aguda do intestino, na apendicite, na úlcera duodenal, na úlcera gástrica, no refluxo do esôfago, na náusea, na diverticulite, na constipação crônica, na menstruação e em pessoa com hipersensibilidade a qualquer um dos componentes da planta.

Precaução
A droga fresca, sem secagem prévia, pode provocar vômito, cólica violenta, diarreia, queda da pulsação, aumento do fluxo menstrual, devido à ramnotoxina, e a presença de antraquinona reduzida.
Em cápsula, não usar por mais de 2 semanas, a não ser com acompanhamento médico.

Posologia
2 cápsulas de 250 mg, antes de dormir.

---

[86] Pode provocar o aborto com risco de vida.

Forma de Utilização

Uso Interno do Chá por Decocção
Parte usada: casca.
Dose diária: 2 gramas, 3 vezes ao dia.

Duração
Fazer uso do chá durante 10 dias, depois dar um intervalo de 10 dias e usar por mais 10 dias. Duração máxima de uso 60 dias.
Nunca se deve fazer uso de chá por tempo indeterminado ou muito prolongado.

Informações Complementares
O produto *in natura* pode ser adquirido em um herbanário.

Rheum palmatum L.

Família
Poligonáceas/Poligonaceae.

Sinonímia Popular
Ruibarbo-do-campo, ruibarbo-palmado, ruibarbo e ruibarbo-chinês; e, na China, é conhecida como ruibarbo-de-chinghai.

Parte Usada
Rizomas.

Propriedades Medicinais
Antibacteriano, anti-helmíntico, anti-inflamatório, purgante, aperiente, laxante e tônico.

Indicações Terapêuticas
Gengivite, estomatite, constipação, inapetência, herpes simples, infecção urinária, faringite e diarreia.

Contraindicação
O seu uso é contraindicado na gestação, na lactação, em criança menor de 12 anos, na litíase renal, na gota, na hemorroida, na oclusão intestinal, no ventre agudo, na úlcera gastroduodenal, na insuficiência renal, em uso de cardiotônico[87], na insuficiência cardíaca e em pessoa com hipersensibilidade a qualquer um dos componentes da planta.

Precaução
Seu consumo pode interferir na absorção de ferro e outros sais minerais.

Forma de Utilização

Uso Interno do Chá por Decocção
Parte usada: rizomas.
Dose diária: 4 gramas, 3 vezes ao dia.

---

[87]Por causa da perda de potássio.

Informações Complementares
Não se descarta a possibilidade de que as antraquinonas podem gerar carcinoma colorretal[88] por meio de mecanismos mutagênicos.
O uso prolongado, alta dosagem ou hipersensibilidade podem produzir cólica gastrintestinal, levando à formação de retocolite[89] e de pseudomelanose[90].
O produto *in natura* pode ser adquirido em um herbanário.

Rosmarinus officinalis Linné

Família
Labiadas/Labiatae – Lamiáceas/Lamiaceae.

Sinonímia Popular
Alecrim-da-horta, alecrim-de-jardim, alecrim-de-cheiro, alecrinzeiro, flor-do-olimpo, alecrim, erva-coroada, alecrim-do-sul, alecrim-rosmarino, libanotis e alecrim-da-terra.

Parte Usada
Folhas ou sumidades floridas.

Propriedades Medicinais
Adstringente, antiasmático, antidepressivo, antidiabético, antiespasmódico, anticolesterolêmico, anti-hipertensivo, anti-inflamatório, antioxidante, cardiotônico, antirreumático, antitussígeno, anti-hemorroidário, antineurálgico, antiflatulento, aperiente, colagogo, aromático, calmante, analgésico, depurativo, digestivo, emenagogo, sudorífero, vasodilatador, antisséptico e antigripal.

Indicações Terapêuticas
Asma, astenia, bronquite, cansaço físico, cansaço mental, clorose, colesterol, coqueluche, tosse, dermatite seborreica, dispepsia, enxaqueca, gota, gripe, ruga, hemorroida, depressão, flatulência, hidropisia, dor reumática, inapetência, insônia, neuralgia, poliúria, reumatismo e torcicolo.

Contraindicação
O seu uso é contraindicado na gestação, na lactação, criança menor de 6 anos, no prostático, na diarreia, na doença neurológica acompanhada de tremor ou convulsão, na gastrite, na duodenite, na úlcera péptica, na síndrome do cólon irritável, na doença inflamatória intestinal e em pessoa com hipersensibilidade a qualquer um dos componentes da planta.

Precaução
O uso interno prolongado pode provocar gastrenterite e nefrite. Em alta dose pode causar irritação gastrintestinal, nefrite, intoxicação, irritação na pele e aborto, podendo levar à morte.
A existência da cânfora, em alta dose, pode causar ação depressiva e convulsão.

---

[88]Ou leiomiossarcoma (tumor maligno cujo parênquima é composto de células musculares lisasanaplásticas) do intestino delgado.
[89]Inflamação da mucosa do reto e do cólon.
[90]Coloração do tecido após a morte com pigmentos do sangue.

Forma de Utilização
Uso Interno do Chá por Infusão
Parte usada: folhas.
Dose diária: 10 gramas, 3 vezes ao dia.

Duração
Fazer uso do chá durante 10 dias, depois dar um intervalo de 3 dias e, em seguida, repetir a dose por mais 10 dias.
Nunca se deve fazer uso de chá por tempo indeterminado ou muito prolongado.

Informações Complementares
O produto *in natura* pode ser adquirido em um herbanário.

Ruta graveolens L.

Família
Rutáceas/Rutaceae.

Sinonímia Popular
Arruda, arruda-doméstica, arruda-de-cheiro-forte, arruda-dos-jardins, ruda e ruta-de-cheiro-forte.

Parte Usada
Parte aérea florida.

Propriedades Medicinais
Anti-hemorroidário, anti-helmíntico, anti-hemorrágico, anti-inflamatório, anti-hipertensivo, antineurálgico, antibacteriano, antiflatulento, antirreumático, anti-histérico, anticefalálgico, antileishmanial, antiasmático, antiartrítico, antiespasmódico, antiepiléptico, abortivo, adstringente, cicatrizante, calmante e analgésico.

Indicações Terapêuticas
Ansiedade, cefaleia, ciático, dermatite, enxaqueca, conjuntivite, flebite, flatulência, gota, asma, hemorroida, insônia, neuralgia, otite, pneumonia, constipação, reumatismo, escabiose, varizes, amenorreia, hipertensão arterial sistêmica, verminose[91], repelente de insetos[92] clorose, leishmaniose, artrite, hepatopatias e artrose.

Contraindicação
O seu uso é contraindicado na gestação[93], na lactação, na hemorragia, na cólica menstrual e em pessoa com hipersensibilidade a qualquer um dos componentes da planta.

Precaução
Em alta dose é tóxica, provocando dor intestinal, confusão mental, vômito, salivação, edema na língua, edema na faringe, dor abdominal, vertigem, tremor, gastrenterite,

---
[91] Oxiuríase e ascaridíase.
[92] A planta é repelente de pulga, percevejo e rato.
[93] Pode provocar contração uterina, hemorragia grave, às vezes, o aborto com risco de vida.

convulsão, hemorragia, hiperemia dos órgãos respiratórios, sialorreia[94], náusea, contração da pupila, sonolência, secura na garganta, dor epigástrica, excitação seguida de depressão, vertigem, convulsão e até a morte. A administração prolongada origina nefrite e lesão hepática.

Posologia
1 cápsula de 500 mg, 3 vezes ao dia.

Forma de Utilização
Uso Interno do Chá por Infusão
Parte usada: folhas ou flores.
Dose diária: 2 gramas, 2 vezes ao dia.

Chá por Infusão – Uso Externo
Parte usada: folhas.
Colocar 20 gramas em uma vasilha, de preferência vidro refratário, despejar 1 litro de água fervente e deixar repousar, bem tampada, durante uns 10 minutos. Depois de coar, aplicar sobre o couro cabeludo para matar piolhos. Serve também para lavar ferida e combater sarna. Jogar fora o restante.
Não se deve fazer uso do chá preparado por mais de 12 horas, mesmo tendo ficado em geladeira.

Informações Complementares
O produto *in natura* pode ser adquirido em um herbanário.

Saccharomyces cerevisae Meyen ex. E. C. Hansen

Família
Sacaromicetáceas/Saccharomycetaceae.

Sinonímia Popular
Lêvedo de cerveja ou levedura de cerveja.

Propriedades Medicinais
Antirreumático, antipsórico, antianêmico, antiartrítico e antiflatulento.

Indicações Terapêuticas
Arteriosclerose, reumatismo, furúnculo, obesidade, artrite, artrose, neurite, psoríase, dermatose, doença cardiovascular, trombocitopenia, desnutrição e anemia megaloblástica por falta de ingestão.

Contraindicação
Nenhuma contraindicação foi encontrada nas literaturas pesquisadas. Porém, isto não significa que futuramente alguma contraindicação ou efeito colateral venha ser encontrado.

---
[94] Sialorreia significa secreção excessiva de saliva; ptialismo, polissialia.

Informações Complementares
O produto pode ser adquirido em farmácia homeopática ou em loja de produtos naturais.

Salacia brachypoda (Miers.) Peyritsch

Família
Hipocrateáceas/Hipocrateaceae.

Sinonímia Popular
Castanheiro-de-minas, abacate-do-mato, abacate-de-cipó, bacupari-de-cipó, castanha-mineira, abacate-bravo, jabota-verdadeiro e castanha-de-bugre.

Parte Usada
Sementes (castanhas).

Propriedades Medicinais
Colagogo, antiflatulento, purgante e laxante.

Indicações Terapêuticas
Dispepsia, embaraço gástrico, flatulência, inapetência, hepatite crônica e constipação.

Contraindicação
Nenhuma contraindicação foi encontrada nas literaturas pesquisadas. Porém, isto não significa que futuramente alguma contraindicação ou efeito colateral venha ser encontrado.

Forma de Utilização
Uso Interno do Chá por Decocção
Parte usada: sementes.
Dose diária: 20 gramas, 3 vezes ao dia.

Informações Complementares
O produto *in natura* pode ser adquirido em um herbanário.

Sambucus nigra L.

Família
Caprifoliáceas/Caprifoliaceae.

Sinonímia Popular
Sabugueiro, sabugueiro-da-europa, sabugueiro-negro, canineiro e galacrista.

Parte Usada
Folhas ou flores.

Propriedades Medicinais
Antitérmico, anti-hemorroidário, anticefalálgico, antiartrítico, antiasmático, antinefrítico, antigripal, antirreumático, antitussígeno, antiespasmódico, laxante, antineurálgico, depurativo, diurético, expectorante, galactagogo e sudorífero.

Indicações Terapêuticas
Uso interno
Abscesso, ácido úrico, litíase renal, artrite, dermatose, hemorroida, constipação, hidropisia, reumatismo, nefrite, neuralgia, obesidade, queimadura, resfriado, pneumonia, asma, gripe, gota, febre, cistite, espasmo, bronquite, varicela[95], cefaleia, sarampo e tosse.

Uso externo
Estomatite, faringite, ferida e queimadura.

Contraindicação
Nenhuma contraindicação foi encontrada nas literaturas pesquisadas. Porém, isto não significa que futuramente alguma contraindicação ou efeito colateral venha ser encontrado.

Precaução
O uso do chá em dose elevada pode provocar vômito.

Forma de Utilização
Uso Interno do Chá por Infusão
Parte usada: flores.
Dose diária: 8 gramas, 3 vezes ao dia.

Chá por Infusão
Uso externo: para combater furúnculo, erisipela e queimadura.
Parte usada: flores.
Colocar 30 gramas em uma vasilha, de preferência vidro refratário, despejar 1 litro de água fervente e deixar repousar, bem tampada, durante uns 10 minutos, e depois coar. Lavar o local com o chá 3 vezes ao dia. Jogar fora o restante.
Não se deve fazer uso do chá preparado por mais de 12 horas, mesmo tendo ficado em geladeira.

Chá por Decocção
Uso externo: para combater furúnculo, erisipela e queimadura.
Parte usada: casca.
Colocar 50 gramas em uma vasilha, de preferência vidro refratário, despejar 1 litro de água fria e fazer o cozimento. Ferver por 10 minutos. Lavar o local com o chá 3 vezes ao dia. Jogar fora o restante.
Não se deve fazer uso do chá preparado por mais de 12 horas, mesmo tendo ficado em geladeira.

Informações Complementares
O produto *in natura* pode ser adquirido em um herbanário.

---
[95] Conhecida popularmente como catapora.

Saponaria officinalis L.

Família
Cariofiláceas/Cariofilaceae.

Sinonímia Popular
Saponária, fruta-de-sabão, jequitiguaçu, pau-de-sabão, sabão-de-macaco, sabão-de--mico, sabão-de-soldado, sabãozinho, sabonete, sabonete-de-soldado, saboneteiro, saponária-das-botigas e salta-martim.

Parte Usada
Folhas ou raízes.

Propriedades Medicinais
Antitussígeno, antiasmático, antiepiléptico, antiartrítico, antirreumático, antiespasmódico, antisséptico, anti-inflamatório, anticolesterolêmico, depurativo, diurético, calmante, sudorífero, tônico, antipsórico, adstringente e expectorante.

Indicações Terapêuticas
Asma, bronquite, discinesia hepatobiliar, artrite, reumatismo, cólica uterina, epilepsia, catarata, tosse, gota, infecção urinária, espasmo, colesterol, psoríase e pelagra.

Contraindicação
O seu uso é contraindicado na gestação, na lactação, em criança menor de 12 anos, na úlcera gastroduodenal, na gastrite e em pessoa com hipersensibilidade a qualquer um dos componentes da planta.

Precaução
O uso interno deve ser feito com cautela, por causa da presença de saponina. Em grande quantidade, irrita a mucosa gástrica. A planta é citotóxica e emética.

Forma de Utilização

Uso Interno do Chá por Infusão
Parte usada: folhas.
Dose diária: 2 gramas, 3 vezes ao dia.

Uso Interno do Chá por Decocção
Parte usada: raízes.
Dose diária: 1 grama, 2 vezes ao dia.

Uso Externo do Chá por Decocção
Parte usada: raízes.
Colocar 50 gramas em uma vasilha, de preferência vidro refratário, despejar 1 litro de água fria e fazer o cozimento. Ferver por 10 minutos. Depois de coar, fazer gargarejo, 2 vezes ao dia. Jogar fora o restante.
Não se deve fazer uso do chá preparado por mais de 12 horas, mesmo tendo ficado em geladeira.

Informações Complementares
Externamente é usada para o tratamento de hanseníase e para lavar eczema e afecção cutânea.
O fruto *in natura* serve como inseticida e repelente de insetos.
O produto *in natura* pode ser adquirido em um herbanário.

Sassafras sassafras (L.) Karsten

Família
Lauráceas/Lauraceae.

Sinonímia Popular
Canela-de-sassafrás, sassafrás e sassafrás-do-brasil.

Parte Usada
Casca da raiz.

Propriedades Medicinais
Antirreumático, antiespasmódico, anti-inflamatório, antimicrobiano, antiartrítico, depurativo, aromático, estimulante e tônico.

Indicações Terapêuticas
Reumatismo, artrite, ácido úrico, dermatose, gota e artrose.

Contraindicação
O seu uso é contraindicado na gestação[96], na lactação[97], em criança menor de 12 anos e em pessoa com hipersensibilidade a qualquer um dos componentes da planta.

Precaução
O uso externo pode causar reação alérgica e irritação.

Forma de Utilização
Uso Interno do Chá por Decocção
Parte usada: casca da raiz.
Dose diária: 10 gramas, 3 vezes ao dia.

Informações Complementares
O produto *in natura* pode ser adquirido em um herbanário.

Schinus terebinthifolius Raddi

Família
Anacardiáceas/Anacardiaceae.

Sinonímia Popular
Aroeira, pimenta-rosa, fruto-de-sabiá, aroeira-vermelha, aroeira-mansa e corneíba.

---
[96] Pode provocar o aborto com risco de vida.
[97] Reduz o leite materno.

Parte Usada
Casca.

Propriedades Medicinais
Antidiarreico, adstringente, diurético, emenagogo, purgante, antiespasmódico, antitussígeno, antitérmico, antirreumático, antissifilítico, vulnerário, cicatrizante, antibacteriano, tônico, anti-inflamatório e antimicótico.

Indicações Terapêuticas
Azia, gastrite, febre, cistite, uretrite, diarreia, tosse, gonorreia, íngua, bronquite, reumatismo, dor de dente, gota, leucorreia, orquite, sífilis e ciático.

Contraindicação
O seu uso é contraindicado em criança menor de 12 anos e em pessoa com hipersensibilidade a qualquer um dos componentes da planta.

Precaução
Em pessoa sensível ao alquilfenol pode causar dermatite alérgica.

Forma de Utilização

Uso Interno do Chá por Decocção
Parte usada: casca.
Dose diária: 10 gramas, 3 vezes ao dia.

Uso Interno do Chá por Decocção – contra Ciático, Gota e Reumatismo
Parte usada: casca.
Dose diária: 20 gramas, 3 vezes ao dia.

Uso Interno do Chá por Decocção – contra Diarreia, Hemoptise e Adstringente
Parte usada: casca.
Colocar 100 gramas em uma vasilha, de preferência vidro refratário, despejar 1 litro de água fria e fazer o cozimento. Ferver por 10 minutos. Depois de coar, beber 1 colher das de sopa ao dia. Jogar fora o restante.
Não se deve fazer uso do chá preparado por mais de 12 horas, mesmo tendo ficado em geladeira.

Informações Complementares
Foi identificada em toda a planta pequena dose de alquilfenol, substância causadora de dermatite alérgica em pessoa sensível.
O produto *in natura* pode ser adquirido em um herbanário.

Selenicereus grandiflorus L.

Família
Cactáceas/Cactaceae.

Sinonímia Popular
Cacto, cáctus, flor-do-baile, rainha-da-noite, cacto-de-flor-grande e flor-cheirosa.

Parte Usada
Flores.

Propriedades Medicinais
Cardiotônico, antialcoólico, antitabagismo e diurético.

Indicações Terapêuticas
Tônico cardíaco, angina do peito, hipertrofia do coração, prolapso da válvula mitral, miocardite, pericardite, insuficiência aórtica, doença valvular funcional, alcoolismo e tabagismo.

Contraindicação
O seu uso é contraindicado na gestação, na lactação e em pessoa com hipersensibilidade a um dos componentes da planta.

Forma de Utilização
Uso Interno do Chá por Infusão
Parte usada: flores.
Dose diária: 20 gramas, 3 vezes ao dia.

Informações Complementares
Recomenda-se também para o tratamento do tabagismo, em decorrência de sua ação sobre o sistema nervoso central e seu efeito diurético.
O produto *in natura* pode ser adquirido em um herbanário.

Silybum marianum (L.) Gaertner

Família
Compostas/Compositae – Asteráceas/Asteraceae.

Sinonímia Popular
Cardo-mariano e cardo-de-santa-maria.

Parte Usada
Folhas ou aquênio[98].

Propriedades Medicinais
Anti-ictérico, hepatoprotetor, antioxidante, anti-hemorrágico, antipsórico, anticolesterolêmico e colagogo.

---

[98] Aquênio é um tipo de fruto minuto, seco, indeiscente, provido de uma só semente, a qual se acha inteiramente livre no interior do pericarpo fino, e que é característico da família das *Asteraceae*, embora apareça irregularmente em muitas outras.

Indicações Terapêuticas
Hepatite, cirrose hepática, insuficiência hepatobiliar, icterícia, psoríase, colesterol, prostatite, dispepsia hipossecretora e litíase biliar.

Contraindicação
O seu uso é contraindicado quando administrado com a ioimbina ou com a fentolamina e em pessoa com hipersensibilidade a qualquer um dos componentes da planta.

Forma de Utilização
Uso Interno do Chá por Infusão
Parte usada: folhas.
Dose diária: 20 gramas, 3 vezes ao dia.

Informações Complementares
O produto *in natura* pode ser adquirido em um herbanário.

Simaruba officinalis L.

Família
Simarubáceas/Simaroubaceae.

Sinonímia Popular
Marupá, marubá e marubá-mirim. No Estado do Maranhão, como parariúba.

Parte Usada
Casca da raiz.

Propriedades Medicinais
Antidisentérico, antidiarreico, antileucorreico e antimalárico.

Indicações Terapêuticas
Disenteria, enterite, colite, diarreia, leucorreia e malária.

Contraindicação
Nenhuma contraindicação foi encontrada nas literaturas pesquisadas. Porém, isto não significa que futuramente alguma contraindicação ou efeito colateral venha ser encontrado.

Forma de Utilização
Uso Interno do Chá por Decocção
Parte usada: casca da raiz.
Dose diária: 15 gramas, 3 vezes ao dia.

Informações Complementares
O produto *in natura* pode ser adquirido em um herbanário.

Smilax papyracea Poiret

Família
Liliáceas/Liliaceae.

Sinonímia Popular
Salsaparrilha, salsaparrila-das-honduras, japecanga-mineira, japecanga-do-campo, salsa-americana e sarza.

Parte Usada
Raízes.

Propriedades Medicinais
Antitérmico, antissifilítico, anticarcinogênico, antipruriginoso, antirreumático, antipsórico, antiartrítico, antigripal, anticolesterolêmico, anti-herpético, anti-inflamatório, sudorífero, vulnerário, antimicótico, digestivo, depurativo, diurético e afrodisíaco.

Indicações Terapêuticas
Hanseníase, psoríase, eczema, ácido úrico, arteriosclerose, artrite, cistite, colesterol, gota, gripe, bursite, má circulação, herpes, resfriado, prurido, rash cutâneo, febre, reumatismo, câncer mamário, sífilis e uremia.

Contraindicação
O seu uso é contraindicado na gestação, na lactação, em criança menor de 12 anos e em pessoa com hipersensibilidade a qualquer um dos componentes da planta.

Precaução
Em alta dose, pode provocar gastrenterite.

Forma de Utilização
Uso Interno do Chá por Decocção
Parte usada: raízes.
Dose diária: 6 gramas, 3 vezes ao dia.

Informações Complementares
O produto *in natura* pode ser adquirido em um herbanário.

Solanum dulcamara L.

Família
Solanáceas/Solanaceae.

Sinonímia Popular
Doce-amarga, dulcamara, erva-moura-de-trepa, uva-de-cão, vinha-da-índia e vinha-da-judeia.

Parte Usada
Caules.

Propriedades Medicinais
Antipsórico, antirreumático, depurativo, diurético, antivirulento, sudorífero e anafrodisíaco.

Indicações Terapêuticas
Uso interno
Psoríase, pitiríase, furúnculo, herpes, asma, bronquite, hiperuricemia, eczema, acne, reumatismo e gota.

Uso externo
Eczema, herpes, verruga, abscesso, hematoma e contusão.

Contraindicação
O seu uso é contraindicado na gestação, na lactação, na pediatria e em pessoa com hipersensibilidade a qualquer um dos componentes.

Precaução
Mais de 10 bagas podem originar vertigem, midríase, transtorno gastrintestinal sob a forma de vômito e diarreia. Uma dosagem maior pode causar convulsão, parada cardiorrespiratória e até morte.

Forma de Utilização
Uso Interno do Chá por Decocção
Parte usada: caules.
Dose diária: 2 gramas, 3 vezes ao dia.

Orientação
Por causa da existência de certos alcaloides, esta planta é dotada de toxicidade devendo ser evitada a prescrição por via oral até surgirem estudos mais detalhados e seguros.

Solanum paniculatum L.

Família
Solanáceas/Solanaceae.

Sinonímia Popular
Jurubeba, jurubebinha, jurubeba-altera, juribeba, jurubeba-branca, jurubeba-verdadeira, jupeba e jurupeba.

Parte Usada
Folhas, flores, frutos ou raízes.

Propriedades Medicinais
Antidiabético, antianêmico, antitérmico, antiflatulento, antitumorigênico, antimalárico, tônico, colagogo, antitussígeno, antiulceroso, antigripal, anti-ictérico, anti-inflamatório, depurativo, digestivo, emenagogo, descongestionante, hepatoprotetor, hepatotônico, desobstrutivo e diurético.

Indicações Terapêuticas
Folhas
Abscesso, anemia ferropriva, bronquite, cistite, diabetes melito, dispepsia, febre, erisipela, inapetência, hidropisia, diurético, gripe, hepatite, hepatesplenomegalia, icterícia, flatulência, astenia, azia, constipação, afecção hepática, verruga, tumor uterino, malária, tosse e úlcera.

Flores e frutos
Icterícia, diurético, afecção hepática e astenia.

Raízes
Hepatite.

Contraindicação
Nenhuma contraindicação foi encontrada nas literaturas pesquisadas. Porém, isto não significa que futuramente alguma contraindicação ou efeito colateral venha ser encontrado.

Precaução
Usar a planta somente durante 10 dias e suspender o seu uso por 7 dias, e depois usar por mais 10 dias. Mesmo com o uso correto, dose correta depois de 20 dias de uso consecutivo, em determinada pessoa, pode causar hipertrofia no baço e no fígado (ação aguda), pois, após a suspensão do produto, leva em torno de 20 dias para o órgão voltar ao normal.

Forma de Utilização
Uso Interno do Chá por Infusão
Parte usada: folhas.
Dose diária: 20 gramas, 3 vezes ao dia.

Parte usada: frutos – para icterícia, astenia e como diurético.
Dose diária: 20 gramas, 3 vezes ao dia.

Uso Interno do Chá por Decocção
Parte usada: raízes.
Dose diária: 10 gramas, 3 vezes ao dia.

Parte usada: raízes – para hepatite.
Dose diária: 20 gramas, 3 vezes ao dia.

Informações Complementares
O chá das folhas é usado contra ressaca e, externamente, cicatriza ferida. Também elimina verruga.
Esta planta é tóxica para o sistema reprodutivo, mas não interfere sobre a fertilidade.
O produto *in natura* pode ser adquirido em um herbanário.

Solidago microgrossa De Candolle

Família
Compostas/Compositae – Asteráceas/Asteraceae.

Sinonímia Popular
Arnica-brasileira, arnica-da-horta, arnica-de-terreiro, arnica-do-brasil, arnica-silvestre, arnica-do-mato, erva-federal, espiga-de-ouro e rabo-de-foguete.

Parte Usada
Flores ou rizomas.

Propriedades Medicinais
Adstringente, antiespasmódico, antipruriginoso, antirreumático, antitussígeno, vulnerário, anti-hemorrágico, anti-inflamatório e cicatrizante.

Indicações Terapêuticas
Frieira, hematoma, dor causada por queda, traumatismo, prurido, reumatismo, contusão, edema e varizes.

Contraindicação
O seu uso é contraindicado na gestação, na lactação, em criança menor de 10 anos e em pessoa com hipersensibilidade a qualquer um dos componentes da planta.

Precaução
Em alta dose é tóxica, podendo provocar náusea, vômito e hemorragia.

Posologia
1 cápsula de 500 mg, 3 vezes ao dia.

Duração
Fazer uso do chá durante 10 dias, dar um descanso de 10 dias e usar por mais 10 dias. Nunca se deve fazer uso de chá por tempo indeterminado ou muito prolongado.

Informações Complementares
O produto *in natura* pode ser adquirido em um herbanário.

Spirulina maxima Setch. ex. Garner

Família
Cianofíceas[99]/*Cyanophyceae*.

Sinonímia Popular
Espirulina, spirulina, alga-azul-e-verde e microalga.

Parte Usada
Alga inteira.

---

[99] As algas cianofíceas ou cianobactérias não são chamadas de família, e sim, uma divisão de algas unicelulares ou filamentosas de estrutura simples, cujos pigmentos verde-azulados decorrem da ausência de cloroplastos.

Propriedades Medicinais
Analgésico, anti-inflamatório, antioxidante, cicatrizante, remineralizante, tônico, antivirulento, antiartrítico, anticolesterolêmico, anti-hipertensivo, antianêmico e revigorante.

Indicações Terapêuticas
Obesidade, artrite, hipertensão arterial sistêmica, anemia ferropriva, cãibra, fadiga muscular, doença cardiovascular, constipação, gastrite, hipotireoidismo e anemia megaloblástica por falta de ingestão.

Contraindicação
O seu uso é contraindicado na gestação, na lactação, criança menor de 12 anos, na fenilcetonúria, na hiperuricemia[100], no hipertireoidismo e em pessoa com hipersensibilidade a qualquer um dos componentes da planta.

Precaução
Usar somente preparação de laboratório botânico que possua controle de qualidade, para não haver contaminação por outras algas potencialmentetóxicas.

Informações Complementares
Deve ser usada, 30 minutos antes das refeições, por quem consome pouca verdura crua. O produto pode ser adquirido na forma de cápsulas em farmácia homeopática.

Statice brasiliensis Boissier

Família
Plumbagináceas/Plumbaginaceae.

Sinonímia Popular
Guaicuru, baicurú, alecrim-de-pântano e buaicura.

Parte Usada
Raízes.

Propriedades Medicinais
Adstringente, antidiabético, antileucorreico, antiulceroso e anti-inflamatório.

Indicações Terapêuticas
Inflamação ovariana, diabetes melito, dismenorreia, esterilidade, inflamação uterina, leucorreia, afta e úlcera.

Contraindicação
Nenhuma contraindicação foi encontrada nas literaturas pesquisadas. Porém, isto não significa que futuramente alguma contraindicação ou efeito colateral venha ser encontrado.

---

[100]Hiperuricemia é a quantidade acima da normal de ácido úrico no sangue.

Forma de Utilização
Uso Interno do Chá por Decocção
Parte usada: raízes.
Dose diária: 10 gramas, 3 vezes ao dia.

Informações Complementares
O produto *in natura* pode ser adquirido em um herbanário.

Struthanthus marginatus (Desrousseaux) Blume.

Família
Lorantáceas/Loranthaceae.

Sinonímia Popular
Erva-de-passarinho, enxerto-de-passarinho e erva-de-passarinho-miúda.

Parte Usada
Folhas.

Propriedades Medicinais
Antitussígeno, antiasmático, peitoral, descongestionante e expectorante.

Indicações Terapêuticas
Bronquite, tosse, pneumonia, asma e pleurite.

Contraindicação
Nenhuma contraindicação foi encontrada nas literaturas pesquisadas. Porém, isto não significa que futuramente alguma contraindicação ou efeito colateral venha ser encontrado.

Forma de Utilização
Uso Interno do Chá por Infusão
Parte usada: folhas.
Dose diária: 20 gramas, 3 vezes ao dia.

Informações Complementares
O produto *in natura* pode ser adquirido em um herbanário.

Strychnos nux-vomica L.

Família
Loganiáceas/Loganiaceae.

Sinonímia Popular
Nuz-vômica, noz-vômica, fava-de-santo-inácio e noz-vomitória.

Parte Usada
Sementes.

Propriedades Medicinais
Cardiotônico, antidepressivo, neurotônico e excitante do sistema nervoso central.

Indicações Terapêuticas
Astenia, ansiedade, depressão, cefaleia, enxaqueca, inapetência, insuficiência cardíaca, gastrite, insônia e neurastenia.

Contraindicação
O seu uso é contraindicado na gestação, na lactação e em pessoa com hipersensibilidade a qualquer um dos componentes da planta.

Precaução
Em alta dose pode provocar depressão e levar à morte.

Forma de Utilização
Uso Interno do Chá por Decocção
Parte usada: sementes.
Dose diária: 10 gramas, 3 vezes ao dia.

Informações Complementares
Na homeopatia é usado para tratamento de sintomas de uso abusivo de entorpecentes, cefaleia com perturbação gástrica e na gastrite crônica com hipertrofia do estômago. O produto *in natura* pode ser adquirido em um herbanário.

Stryphinodendron barbatiman Martius

Família
Leguminosas/Leguminosae – Fabáceas/Fabaceae.

Sinonímia Popular
Barbatimão, barbatimão-verdadeiro, barba-de-timão, ubatimó e casca-da-virgindade. No Estado do Pará, como paricarana.

Parte Usada
Casca do caule.

Propriedades Medicinais
Adstringente, antibacteriano, antidiarreico, antiescorbútico, anti-hipertensivo, antianêmico, antileucorreico, antidiabético, antiulceroso, diurético, anti-hemorrágico, tônico, depurativo, antisséptico, antiemético, vulnerário e antiasmático.

Indicações Terapêuticas
Leucorreia, ferida, gonorreia, colite, diarreia, hemoptise, hemorragia uterina, gastrite, anemia ferropriva, hepatopatias, escorbuto, úlcera gástrica, diabetes melito e úlcera.

Contraindicação
O seu uso é contraindicado em criança menor de 12 anos e em pessoa com hipersensibilidade a qualquer um dos componentes da planta.

Precaução
Recomenda-se não usar a semente, pois acredita-se que seja tóxica.

Posologia
1 cápsula de 500 mg, 4 vezes ao dia.

Forma de Utilização
Uso Interno do Chá por Decocção
Parte usada: casca do caule.
Dose diária: 20 gramas, 4 a 5 vezes ao dia.

Informações Complementares
Uso externo na leucorreia – usar a planta em forma de tintura diluída na proporção de 1 colher das de sopa em 1 litro de água, para uso sob a forma de lavagem vaginal.
O produto *in natura* pode ser adquirido em um herbanário.

Symphytum officinale L.

Família
Boragináceas/Boraginaceae.

Sinonímia Popular
Confrei, consólida, orelha-de-asno, orelha-de-burro, orelha-de-vaca e língua-de-vaca.

Parte Usada
Folhas adultas[101].

Propriedades Medicinais
Antianêmico, anticefalálgico, antitérmico, antiasmático, antidiabético, antirreumático, antipsórico, antidisentérico, antidiarreico, anti-hemorroidário, anti-inflamatório, tônico, laxante, depurativo, cicatrizante, adstringente, mineralizante, mucilagenífero e vulnerário.

Indicações Terapêuticas
Bronquite, cefaleia, contusão, febrite, ferida, furúnculo, gastrite, hematúria, psoríase, resfriado, corte, febre, hemorroida, tromboflebite, fratura e afecção óssea.

Contraindicação
O seu uso é contraindicado na gestação e em pessoa com hipersensibilidade a qualquer um dos componentes da planta.

---
[101] As folhas novas são tóxicas.

Precaução
As folhas do confrei têm uma pubescência irritante à pele. O uso interno do confrei pode provocar intoxicação no fígado, causar câncer, provocar irritação gástrica em decorrência dos alcaloides pirrolizidínicos, que também são mutagênicos e pneumotóxicos. Portanto, não deve ser usado internamente.

Informações Complementares
A capacidade de acelerar a multiplicação das células se torna um perigo em potencial, no caso de células enfermas. No câncer ou mesmo na inflamação, aumenta o tamanho da lesão.

Desde a década de 1980, as literaturas especializadas já mencionavam os efeitos hepatotóxicos do confrei. Entretanto, somente na década de 90 foi que saiu a portaria do Ministério da Saúde do Brasil proibindo as preparações para o uso interno do confrei. Portaria SNVS nº 19 de 30.01.1992.

Não recomenda-se o seu uso interno.

Syzygium jambolanum De Candolle

Família
Mirtáceas/Myrtaceae.

Sinonímia Popular
Jambolão, jamelão, jalão, jambeiro e jambuí.

Parte Usada
Frutos.

Propriedades Medicinais
Antidiabético, antidiarreico, antiflatulento, antiescorbútico, adstringente, diurético, sudorífero, calmante e laxante.

Indicações Terapêuticas
Diarreia, disenteria, espasmo, flatulência, escorbuto, diabetes melito e cãibra.

Contraindicação
Nenhuma contraindicação foi encontrada nas literaturas pesquisadas. Porém, isto não significa que futuramente alguma contraindicação ou efeito colateral venha ser encontrado.

Forma de Utilização
Uso Interno do Chá por Infusão
Parte usada: frutos.
Dose diária: 20 gramas, 3 vezes ao dia.

Informações Complementares
O produto *in natura* pode ser adquirido em um herbanário.

Tabebuia avellaneadeae Lorenz ex. Grisebach

Família
Bignoniáceas/Bignoniaceae.

Sinonímia Popular
Ipê, ipê-roxo, ipê-uva, ipê-preto, pau-d'arco, lapacho e piúva.

Parte Usada
Entrecasca (líber), lenho (cerne) ou flores.

Propriedades Medicinais
Antitumorigênico, antimicótico, antibacteriano, antidiarreico, antimicrobiano, antirreumático, antitérmico, antiartrítico, antileucorreico, antipsórico, antianêmico, diurético, antivirulento, depurativo, adstringente, anti-inflamatório, anti-herpético, anti-hemorroidário antiparasitário, anti-hemorrágico, expectorante, cicatrizante, sedativo, analgésico e tônico.

Indicações Terapêuticas

Uso interno
Úlcera varicosa, hemorroida, reumatismo, artrite, dermatose, eczema, gastrite, prurido, coceira, úlcera, escrofulose, escabiose, psoríase, impigem, leucorreia, gonorreia, antrite, nefrite, cistite, prostatite, disenteria, gengivite, estomatite, febre, diarreia, afta, herpes labial, bronquite, diabetes melito e anemia ferropriva.

Uso externo
Ulceração, infecção cutânea, cicatrização, queimadura e micose.

Contraindicação
O seu uso é contraindicado na gestação[102], na lactação e em pessoa com hipersensibilidade em qualquer um dos componentes da planta.

Forma de Utilização

Uso Interno do Chá por Infusão
Parte usada: flores.
Dose diária: 10 gramas, 3 vezes ao dia.

Uso Interno do Chá por Decocção
Parte usada: entrecasca.
Dose diária: 5 gramas, 3 vezes ao dia.

Informações Complementares
O produto *in natura* pode ser adquirido em um herbanário.

---
[102] Tem ação abortiva.

Tabebuia chrysotricha (Mart. ex. DC.) Standl.

Família
Bignoniáceas/Bignoniaceae.

Sinonímia Popular
Ipê-amarelo, pau-d'arco-amarelo, peroba-de-campos, ipeúva e piúva.

Parte Usada
Entrecasca dos ramos jovens ou flores.

Propriedades Medicinais
Antitumorigênico, antissifilítico, antimicrobiano, anti-inflamatório, depurativo, antipruriginoso, antineurálgico, antiulceroso e analgésico.

Indicações Terapêuticas
Úlcera gástrica, dermatose, prurido, gengivite, estomatite, sífilis, gastrite, edema na perna, neuralgia, tonsilite, eczema, doença uterina e doença ovariana.

Contraindicação
Nenhuma contraindicação foi encontrada nas literaturas pesquisadas. Porém, isto não significa que futuramente alguma contraindicação ou efeito colateral venha ser encontrado.

Precaução
Não deve ser usada durante os primeiros meses da gestação.

Forma de Utilização
Uso Interno do Chá por Infusão
Parte usada: flores.
Dose diária: 20 gramas, 3 vezes ao dia.

Uso Interno do Chá por Decocção
Parte usada: entrecasca dos ramos jovens.
Dose diária: 10 gramas, 3 vezes ao dia.

Informações Complementares
O produto *in natura* pode ser adquirido em um herbanário.

Tanacetum parthenium Sch. Bip.

Família
Compostas/Compositae – Asteráceas/Asteraceae.

Sinonímia Popular
Tanaceto, erva-lombrigueira, tanásia, palma, erva-contravermes, atanásia-das-boticas, atanásia, tasneira e pluma-amarga.

Parte Usada
Folhas ou partes aéreas floridas.

Propriedades Medicinais
Tônico aromático, anti-helmíntico, antiflatulento, antiespasmódico, colerético, emenagogo, diurético, anti-inflamatório, estimulante da víscera abdominal e do útero.

Indicações Terapêuticas
Inapetência, discinesia hepatobiliar, verminose[103], flatulência, dismenorreia, amenorreia e tônico uterino.

Contraindicação
O seu uso é contraindicado na gestação, na lactação, em criança menor de 12 anos e em pessoa com hipersensibilidade a qualquer um dos componentes da planta.

Posologia
1 cápsula de 200 mg ao dia.

Forma de Utilização

Uso Interno do Chá por Infusão
Parte usada: folhas.

Colocar 5 gramas em uma vasilha, de preferência vidro refratário, despejar 700 mL de água fervente e deixar repousar, bem tampada, durante 10 minutos. Depois de coar, beber 1 xícara das de chá, 3 vezes ao dia. Jogar fora o restante.

Não se deve fazer uso do chá preparado por mais de 12 horas, mesmo tendo ficado em geladeira.

Parte usada: flores – para dismenorreia.

Colocar 2 gramas em uma vasilha, de preferência vidro refratário, despejar meio litro de água fervente e deixar repousar por 10 minutos. Depois de coar, beber 1 xícara das de chá, 2 vezes ao dia. Jogar fora o restante.

Não se deve fazer uso do chá preparado por mais de 12 horas, mesmo tendo ficado em geladeira.

Informações Complementares
Alguns pesquisadores mencionam que essa planta não é indicada para o consumo humano.

Considera-se como dose letal de 15 a 30 gramas por dia, e o seu óleo essencial deve ser evitado internamente.

O produto *in natura* pode ser adquirido em um herbanário.

A tintura fitoterápica é controlada pela ANVISA e vendida em farmácia homeopática.

Venda sob prescrição médica.

---

[103] Tem ação na oxiuríase.

Taraxacum officinale Weber

Família
Compostas/Compositae – Asteráceas/Asteraceae.

Sinonímia Popular
Taraxaco, dente-de-leão, alface-de-cão, amor-dos-homens, chicória-silvestre, chicória-louca, coroa-de-monge, radite-bravo, relógio-dos-estudantes, alface-de-coco, leucodonte, quartilho, amargosa, dente-de-leão-dos-jardins, salada-de-toupeira e soprão.

Parte Usada
Folhas ou raízes.

Propriedades Medicinais
Anticolesterolêmico, anti-inflamatório, anti-hemorrágico, anti-hemorroidário, anti-hipertensivo, antiescorbútico, antirreumático, antivirulento, antibacteriano, antiflatulento, antimalárico, anti-ictérico, antitérmico, antidiabético, antioxidante, antidiarreico, alcalinizante, colagogo, colerético, depurativo, digestivo, antianêmico, estimulante, expectorante, galactagogo, tônico, aperiente, diurético, laxante suave e sudorífero.

Indicações Terapêuticas
Folhas
Ácido úrico, anemia ferropriva, discinesia hepatobiliar, arteriosclerose, astenia, nefrite, celulite, cistite, colesterol, febre, constipação, colecistite, dermatose, gota, diabetes melito, escorbuto, eczema, edema, esplenite, hepatite, hidropisia, icterícia, oligúria, malária, reumatismo, ruga, sarda, acidose, verruga, acne, diarreia, hemorroida, flatulência, cirrose hepática, hipoacidez gástrica, inapetência e varizes.

Raízes
Discinesia hepatobiliar, gota, obesidade[104] e afecções geniturinárias.

Contraindicação
O seu uso é contraindicado na gestação, na lactação, em criança menor de 12 anos, na acidez estomacal, na obstrução do ducto biliar, na litíase renal e em pessoa com hipersensibilidade a qualquer um dos componentes da planta.

Precaução
Deve-se evitar seu uso associado com outra planta mucilaginosa, na sensibilidade gastrintestinal, com uso de cardiotônico ou de hipertensivo, pois pode causar descompensação.

Posologia
1 cápsula de 250 mg, 3 vezes ao dia.

Forma de Utilização
Uso Interno do Chá por Infusão
Parte usada: folhas.
Dose diária: 10 gramas, 3 vezes ao dia.

---
[104] Acompanhada de retenção de líquidos.

Uso Interno do Chá por Decocção
Parte usada: raízes.
Dose diária: 8 gramas, 3 vezes ao dia.

Duração
Usar o chá durante 8 dias, depois depois dar um intervalo de 8 dias e repetir por mais 8 dias de uso, descansar por mais 8 dias, depois beber por mais 8 dias em dias alternados. Nunca se deve fazer uso de chá por tempo indeterminado ou muito prolongado.

Informações Complementares
No caso de litíase biliar, a planta só deve ser ministrada com controle e orientação médica.
O produto *in natura* pode ser adquirido em um herbanário.

Theobroma cacao L.

Família
Esterculiáceas/Esterculiaceae.

Sinonímia Popular
Cacaueiro, cacau, árvore-do-chocolate e árvore-da-vida.

Parte Usada
Sementes.

Propriedades Medicinais
Antidepressivo, anticolesterolêmico, anti-hemorroidário, antinefrítico, diurético, vasodilatador e anti-inflamatório.

Indicações Terapêuticas
Depressão, hemorroida, colesterol, bronquite, nefrite, cansaço físico, neurastenia, estimulante do sistema nervoso central e do coração.

Contraindicação
O seu uso é contraindicado na gestação[105], na síndrome do cólon irritável e em pessoa com hipersensibilidade a um dos componentes da planta.

Posologia
1 cápsula de 500 mg, 3 vezes ao dia.

Forma de Utilização
Uso Interno do Chá por Decocção
Parte usada: sementes.
Dose diária: 10 gramas, 3 vezes ao dia.

---
[105] Pelo fato do produto conter principalmente teobromina, teofilina e cafeína.

Informações Complementares
Usa-se externamente como manteiga em forma de batom para proteção labial e como creme para rachadura nos seios. O seu nome genérico *Theobroma* é de origem grega e foi atribuído a esta planta pelo seu sabor sublime. A palavra significa *alimento dos deuses*.
O produto *in natura* pode ser adquirido em um herbanário.

Tropaeolum majus L.

Família
Tropeoláceas/Tropeolaceae.

Sinonímia Popular
Capuchinha, capuchinha-grande, mastruço-do-peru, agrião-do-méxico, flor-de-chagas, capucine, chagas, mastruço, capuchinho, chaguinha, nastúrcio, cinco-chagas, agrião-da-índia e flor-de-sangue.

Parte Usada
Folhas, botões florais ou flores.

Propriedades Medicinais
Antibacteriano, antimicótico, expectorante, digestivo, antiescorbútico, antisséptico, antipsórico, aperiente, diurético, depurativo e tônico.

Indicações Terapêuticas
Depressão, ferida, afecção cutânea, eczema, psoríase, escorbuto, estafa e enfisema pulmonar.

Contraindicação
Nenhuma contraindicação foi encontrada nas literaturas pesquisadas. Porém, isto não significa que futuramente alguma contraindicação ou efeito colateral venha ser encontrado.

Precaução
Em alta dose pode causar irritação do estômago, intestino ou rim.

Forma de Utilização

Uso Interno do Chá por Infusão
Parte usada: folhas.
Dose diária: 20 gramas, 3 a 4 vezes ao dia.

Informações Complementares
As sementes têm ação antibiótica contra micro-organismos dos gêneros *Staphylococcus*, *Proteus*, *Streptococcus* e *Salmonella*.
O produto *in natura* pode ser adquirido em um herbanário.

Turnera ulmifolia L.

Família
Turneráceas/Turneraceae.

Sinonímia Popular
Damiana, damiana-turnera, albina, turnera-afrodisíaca, turnera-de-folhas-olmo e erva-damiana. No Estado do Ceará é conhecida como chanana.

Parte Usada
Folhas, colhidas no período da floração.

Propriedades Medicinais
Anti-hemorrágico, antirreumático, antidisentérico, antitérmico, antigripal, adstringente, purgante, antidiabético, antidepressivo, antileucorreico, anti-inflamatório, emenagogo, expectorante e tônico.

Indicações Terapêuticas
Albuminúria, bronquite, diabetes melito, má digestão, depressão, disenteria, dismenorreia, dispepsia, febre, reumatismo, hipertrofia benigna prostrática, ejaculação precoce, hemorragia, gripe, leucorreia, metrorragia, lumbago, incontinência urinária, psicastenia[106] e tontura.

Contraindicação
O seu uso é contraindicado na gestação, na lactação e em pessoa com hipersensibilidade a qualquer um dos componentes da planta.

Forma de Utilização
Uso Interno do Chá por Infusão
Parte usada: folhas.
Dose diária: 5 gramas, 3 vezes ao dia.

Informações Complementares
O produto *in natura* pode ser adquirido em um herbanário.

Uncaria tomentosa (Willd. ex. Roem. & Schult.) De Candolle

Família
Rubiáceas/Rubiaceae.

Sinonímia Popular
Unha-de-gato.

Parte Usada
Folhas, casca ou raiz.

---

[106]Psicastenia – fraqueza intelectual. Afecção mental caracterizada por depressão, ansiedade, tendência a mania e obsessão, e perda do sentido da realidade.

Propriedades Medicinais
Antiartrítico, anti-hipertensivo anti-herpético, anti-inflamatório, anti-hemorrágico, antiasmático, antidisentérico, antiulceroso, antitérmico, antirreumático, antitumorigênico, antivirulento, antioxidante, diurético, analgésico, citotóxico, depurativo e imunoestimulante.

Indicações Terapêuticas
Artrite, burcite, candidíase, diabetes melito, disenteria, febre, gonorreia, hemorragia, herpes, hipertensão arterial sistêmica, asma, prostatite, reumatismo, rinite, tumor, sinusite e úlcera gástrica.

Contraindicação
O seu uso é contraindicado na gestação, na lactação, em criança menor de 3 anos, no idoso, em paciente com ou a receber transplante de órgão, enxerto de pele, usuário de hipotensivo, enfermidade autoimune, esclerose múltipla, tuberculose pulmonar, em terapia de imunossupressão e em pessoa com hipersensibilidade a qualquer um dos componentes da planta.

Posologia
1 comprimido de 100 mg, 3 vezes ao dia.
1 cápsula de 250 mg, 3 vezes ao dia.

Forma de Utilização
Uso Interno do Chá por Infusão
Parte usada: folhas.
Dose diária: 15 gramas, 3 vezes ao dia.

Uso Interno do Chá por Decocção
Parte usada: casca ou raiz.
Dose diária: 10 gramas, 3 vezes ao dia.

Informações Complementares
O produto *in natura* pode ser adquirido em um herbanário.

Vaccinium myrtillus L.

Família
Mirtáceas/Myrtaceae.

Sinonímia Popular
Mirtilo, erva-escovinha, uva-do-monte e oxicoco.

Parte Usada
Folhas ou frutos.

Propriedades Medicinais
Folhas
Antibacteriano, antianêmico, antimicrobiano, antiescorbútico, antidiarreico, antidiabético, antitérmico, antimicótico, anti-hemorrágico e peitoral.

Frutos
Anti-inflamatório, antisséptico, antidiarreico e anti-hemorrágico.

Indicações Terapêuticas
Folhas
Diarreia, enterite, vaginite, diabetes melito, afecção respiratória, escorbuto, anemia ferropriva, cistite, litíase renal, febre e cãibra.

Frutos
Insuficiência venosa[107], diarreia, inflamação orofaríngea, retinite pigmentar, infecção urinária e miopia.

Contraindicação
O seu uso é contraindicado na gestação, na lactação, em criança menor de 12 anos, na úlcera gastroduodenal, na gastrite e em pessoa com hipersensibilidade a qualquer um dos componentes da planta.

Precaução
Em alta dose ou uso prolongado, as folhas podem causar intoxicação crônica.

Forma de Utilização
Uso Interno do Chá por Infusão
Parte usada: folhas.
Colocar 6 gramas em uma vasilha, de preferência vidro refratário, despejar 600 mL de água fervente e deixar repousar, bem tampada, durante uns 10 minutos. Depois de coar, beber 1 xícara das de chá, 3 vezes ao dia. Jogar fora o restante.
Não se deve fazer uso do chá preparado por mais de 12 horas, mesmo tendo ficado em geladeira.

Parte usada: frutos.
Dose diária: 30 gramas, 2 vezes ao dia.

Informações Complementares
O produto *in natura* pode ser adquirido em um herbanário.

Valeriana officinalis L.

Família
Valerianáceas/Valerianaceae.

Sinonímia Popular
Valeriana, valeriana-selvagem, valeriana-silvestre, valeriana-menor, erva-de-gato, erva-de-são-jorge e erva-de-amassar.

Parte Usada
Rizomas ou raízes.

---
[107]Varizes, hemorroida, etc.

Propriedades Medicinais
Anticonvulsivo, antidepressivo, antiespasmódico, antiflatulento, antitumorigênico, antigripal, antirreumático, antineurálgico, anti-histérico, anti-inflamatório, antiasmático, antiepiléptico, sedativo, emenagogo, antitérmico, vasodilatador, diurético e vulnerário.

Indicações Terapêuticas
Ansiedade, asma, cansaço mental, celulite, contusão, convulsão, inapetência, depressão, eczema, dermatose, distúrbio da menopausa, reumatismo, epilepsia, estresse físico, hipocondria, espasmo, gastralgia, febre, ferida, insônia, flatulência, histeria, gripe, neurose, obesidade, má circulação e tumor.

Contraindicação
O seu uso é contraindicado na gestação, na lactação, em criança menor de 6 anos, no uso de sedativo do sistema nervoso central e em pessoa com hipersensibilidade a qualquer um dos componentes da planta.

Precaução
Alta dose ou uso prolongado pode causar agitação, cefaleia, dispepsia, vertigem, alteração na visão e na audição, excitação mental, delírio, reação alérgica cutânea, alucinação, torpor, convulsão e morte por parada respiratória.

Posologia
1 cápsula de 500 mg, 2 vezes ao dia.

Forma de Utilização
Uso Interno do Chá por Decocção
Parte usada: rizomas.
Dose diária: 9 gramas, 3 vezes ao dia.

Informações Complementares
Não se deve usar bebida alcoólica durante o período de uso da planta.
O produto *in natura* pode ser adquirido em um herbanário.
A tintura fitoterápica é controlada pela ANVISA e vendida em farmácia homeopática.
Venda sob prescrição médica.

Vernonia condensata Baker

Família
Compostas/Compositae – Asteráceas/Asteraceae.

Sinonímia Popular
Aluman, boldo-da-índia, boldo-goiano, boldo-da-bahia, boldo-baiano e necroton.

Parte Usada
Folhas.

Propriedades Medicinais
Aperiente, antiflatulento, coletérico, antidiarreico, anticolesterolêmico, colagogo, hepatoprotetor e litíase biliar.

Indicações Terapêuticas
Insuficiência hepática, colecistite, colesterol, flatulência, inapetência, diarreia e litíase biliar.

Contraindicação
Nenhuma contraindicação foi encontrada nas literaturas pesquisadas. Porém, isto não significa que futuramente alguma contraindicação ou efeito colateral venha ser encontrado.

Forma de Utilização
Uso Interno do Chá por Infusão
Parte usada: folhas.
Dose diária: 20 gramas, 3 vezes ao dia.

Informações Complementares
O produto *in natura* pode ser adquirido em um herbanário.

Vernonia polyanthes Less.

Família
Compostas/Compositae – Asteráceas/Asteraceae.

Sinonímia Popular
Assa-peixe-branco, cambará-branco, cambará-guaçu, cambará-guassú, chamarrita, estanca-sangue, matias, assa-peixe e tramanhém.

Parte Usada
Folhas.

Propriedades Medicinais
Antiasmático, antigripal, anti-hemorroidário, antitussígeno, antirreumático, expectorante, diurético, anti-hemorrágico e tônico pulmonar.

Indicações Terapêuticas
Litíase renal, diabetes melito, dor muscular, hemorroida, pneumonia, reumatismo, asma, gripe, tosse, bronquite, traqueobronquite e resfriado.

Contraindicação
Nenhuma contraindicação foi encontrada nas literaturas pesquisadas. Porém, isto não significa que futuramente alguma contraindicação ou efeito colateral venha ser encontrado.

Forma de Utilização
Uso Interno do Chá por Infusão
Parte usada: folhas.
Dose diária: 10 gramas, 3 vezes ao dia.

Informações Complementares
Uso externo em forma de creme para dor muscular, dor reumática e hemorroida.
O produto *in natura* pode ser adquirido em um herbanário.

Veronica officinalis L.

Família
Escrofulariáceas/Escrofulariaceae.

Sinonímia Popular
Verônica, verônica-das-boticas, verônica-da-alemanha, verônica-macho, chá-do-norte e chá-da-europa.

Parte Usada
Parte aérea florida.

Propriedades Medicinais
Antimalárico, antitussígeno, antiulceroso, antimicrobiano, anti-ictérico, anti-inflamatório, antisséptico, diurético, sedativo, adstringente, expectorante e antialérgico.

Indicações Terapêuticas
Malária, tonsilite, gengivite, estomatite, afta, prurido, bronquite, tosse, icterícia, litíase biliar, gota e litíase renal.

Contraindicação
Nenhuma contraindicação foi encontrada nas literaturas pesquisadas. Porém, isto não significa que futuramente alguma contraindicação ou efeito colateral venha ser encontrado.

Forma de Utilização
Uso Interno do Chá por Infusão
Parte usada: parte aérea florida.
Dose diária: 20 gramas, 3 vezes ao dia.

Informações Complementares
O produto *in natura* pode ser adquirido em um herbanário.

Vicia faba L.

Família
Leguminosas/Leguminosae – Fabáceas/Fabaceae.

Sinonímia Popular
Fava, fava-do-brejo, fava-comum e fava-vulgaris.

Parte Usada
Folhas, flores ou sementes.

Propriedades Medicinais
Diurético e antinefrítico.

Indicações Terapêuticas
Nefrite, litíase renal, cólica nefrítica e para evitar a formação de novo cálculo.

Contraindicação
Nenhuma contraindicação foi encontrada nas literaturas pesquisadas. Porém, isto não significa que futuramente alguma contraindicação ou efeito colateral venha ser encontrado.

Forma de Utilização
Uso Interno do Chá por Infusão
Parte usada: folhas.
Dose diária: 10 gramas, 3 vezes ao dia.

Parte usada: flores.
Dose diária: 20 gramas, 3 vezes ao dia.

Uso Interno do Chá por Decocção
Parte usada: sementes.
Dose diária: 10 gramas, 3 vezes ao dia.

Informações Complementares
O produto *in natura* pode ser adquirido em um herbanário.

Viola odorata L.

Família
Violáceas/Violaceae.

Sinonímia Popular
Violeta, amor-perfeito, amor-perfeito-bravo, erva-da-trindade, viola, violeta-de-três--cores e violeta-tricolor.

Parte Usada
Folhas ou flores.

Propriedades Medicinais
Anti-inflamatório, antitumorigênico, expectorante, estimulante, sudorífero, diurético, depurativo, antirreumático, antiulceroso, antitussígeno e laxante.

Indicações Terapêuticas
Abscesso, conjuntivite, dermatite, eczema, faringite, impetigo, tonsilite, reumatismo, ferida, úlcera, acne, infecção cutânea, sarampo e tosse.

Contraindicação
O seu uso é contraindicado como diurético no caso de hipertensão arterial sistêmica, nas cardiopatias, na insuficiência renal e em pessoa com hipersensibilidade a qualquer um dos componentes da planta.

Forma de Utilização
Uso Interno do Chá por Infusão
Parte usada: folhas.
Dose diária: 10 gramas, 3 vezes ao dia.

Parte usada: flores.
Dose diária: 20 gramas, 3 vezes ao dia.

Informações Complementares
Uso externo em forma de tintura para seborreia do couro cabeludo.
O produto *in natura* pode ser adquirido em um herbanário.

Viola tricolor L.

Família
Violáceas/Violaceae.

Sinonímia Popular
Amor-perfeito, amor-perfeito-bravo, erva-da-trindade, violeta-de-três-cores, violeta--tricolor e viola.

Parte Usada
Folhas ou flores.

Propriedades Medicinais
Anti-inflamatório, antirreumático, antitussígeno, anti-ictérico, antitumorigênico, antiulceroso, expectorante, estimulante, sudorífero, diurético, depurativo e laxante.

Indicações Terapêuticas
Abscesso, acne, conjuntivite, dermatite, eczema, faringite, impetigo, tonsilite, reumatismo, ferida, icterícia, bronquite, ictiose[108], urticária, chaga, úlcera, verruga, infecção cutânea, sarampo e tosse.

Contraindicação
O seu uso é contraindicado na hipertensão arterial sistêmica, na cardiopatia, na insuficiência renal e em pessoa com hipersensibilidade a qualquer um dos componentes da planta.

---

[108] Ictiose é uma dermatose caracterizada pela secura e aspereza da pele, a qual, por hipertrofia de sua camada córnea, torna-se escamosa como a dos peixes.

Forma de Utilização
Uso Interno do Chá por Infusão
Parte usada: folhas.
Dose diária: 6 gramas, 3 vezes ao dia.

Parte usada: flores.
Dose diária: 10 gramas, 3 vezes ao dia.

Informações Complementares
Uso externo em forma de tintura para seborreia do couro cabeludo.
O produto *in natura* pode ser adquirido em um herbanário.

Vitis vinifera L.

Família
Vitáceas/Vitaceae.

Sinonímia Popular
Videira e parreira.

Parte Usada
Folhas[109], sementes ou óleos[110].

Propriedades Medicinais
Folhas
Anticarcinogênico, antitumorigênico, antioxidante, antivirulento, antibacteriano, antianêmico, hepatoprotetor, diurético, cardiotônico, adstringente e vasoprotetor.

Sementes
Antioxidante e vasoprotetor.

Indicações Terapêuticas
Folhas
Afecção venosa, problema de microcirculação, edema, hemorroida, tumor, hepatopatias e tônico cardíaco.

Sementes
Doença vascular, arteriosclerose e hiperlipidemia.

Contraindicação
Nenhuma contraindicação foi encontrada nas literaturas pesquisadas. Porém, isto não significa que futuramente alguma contraindicação ou efeito colateral venha ser encontrado.

---
[109] Preferência de parreira que produz vinho tinto.
[110] O óleo deve ser extraído das sementes.

Forma de Utilização

Uso Interno do Chá por Infusão
Parte usada: folhas.
Dose diária: 10 gramas, 3 vezes ao dia.

Informações Complementares
O produto *in natura* pode ser adquirido em um herbanário.

Waltheria douradinha Saint-Hilaire

Família
Esterculiáceas/Esterculiaceae.

Sinonímia Popular
Douradinha-do-campo, douradinha, malva-branca, malva-veludo, papaterra e orelha-de-rato.

Parte Usada
Folhas.

Propriedades Medicinais
Antiemético, anti-inflamatório, anti-hipertensivo, antirreumático, antissifilítico, antitussígeno, antidisentérico, depurativo, diurético, cardiotônico e sudorífero.

Indicações Terapêuticas
Reumatismo, ácido úrico, furúnculo, ferida, eczema, cólica renal, cistite, disenteria, gonorreia, sífilis, gota, tosse e bronquite.

Contraindicação
Nenhuma contraindicação foi encontrada nas literaturas pesquisadas. Porém, isto não significa que futuramente alguma contraindicação ou efeito colateral venha ser encontrado.

Forma de Utilização
Uso Interno do Chá por Infusão
Parte usada: folhas.
Dose diária: 20 gramas, 3 vezes ao dia.

Duração
Usar o chá durante 8 dias, depois dar um intervalo de 8 dias e repetir por mais 8 dias de uso em dias alternados.
Nunca se deve fazer uso de chá por tempo indeterminado ou muito prolongado.

Informações Complementares
O produto *in natura* pode ser adquirido em um herbanário.

Zanthoxylum tinguassuiba Saint-Hilaire

Família
Rutáceas/Rutaceae.

Sinonímia Popular
Laranjinha-do-mato, tinguaciba, tinguá-bravo e temberatu.

Parte Usada
Casca.

Propriedades Medicinais
Antiflatulento, anti-inflamatório, anti-infeccioso, antiespasmódico, antibacteriano, antidiarreico, antimalárico, antirreumático, antitérmico, analgésico, eupéptico e digestivo.

Indicações Terapêuticas
Dispepsia inespecífica, má digestão, diarreia infecciosa, infecção urinária, cólera, malária, febre, inapetência, flatulência, resfriado, reumatismo, mialgia, dor de dente, inflamação nos olhos, otite e cólica renal.

Contraindicação
O seu uso é contraindicado na mialgia, na neuropatia motora e em pessoa com hipersensibilidade a qualquer um dos componentes da planta.

Precaução
Em alta dose pode causar ação cardiotônica ou intoxicação. Os efeitos da intoxicação incluem taquicardia, arritmia, taquipneia, hipotensão arterial, podendo levar à morte.

Forma de Utilização
Uso Interno do Chá por Decocção
Parte usada: casca.
Dose diária: 10 gramas, 3 vezes ao dia.

Informações Complementares
O produto *in natura* pode ser adquirido em um herbanário.

Zea mays L.

Família
Gramíneas/Gramineae – Poáceas/Poaceae.

Sinonímia Popular
Milho, milho-grosso, milho-maês, painzo, estigmas-de-milho, cabelo-de-milho, barba-de-milho, abati, auati e avati.

Parte Usada
Estiletes ou estigmas (cabelo).

Propriedades Medicinais
Antitérmico, antiespasmódico, antinefrítico, diurético, anti-inflamatório, abortivo e emenagogo.

Indicações Terapêuticas
Albuminúria, litíase renal, uretrite, cistite, nefrite, hidropisia, ácido úrico, gota, gonorreia, cardiopatia, obesidade[111], febre, edema e retenção urinária.

Contraindicação
O seu uso é contraindicado na gestação, na lactação, no diabetes melito, na hipertensão arterial sistêmica, nas cardiopatias, na insuficiência renal com a dificuldade de urinar em decorrência de inflamação da bexiga ou da próstata e em pessoa com hipersensibilidade a qualquer um dos componentes da planta.

Precaução
Em alta dose ou uso prolongado pode provocar vômito, cólica e diarreia.

Forma de Utilização
Uso Interno do Chá por Infusão
Parte usada: estigmas (cabelo).
Dose diária: 5 gramas, 3 vezes ao dia.

Informações Complementares
Não se deve usar mais de 8 gramas por dia.
O produto *in natura* pode ser adquirido em um herbanário.

---

[111] Acompanhada de retenção de líquido (retenção hídrica).

3

As Indicações Terapêuticas de Cremes

O creme é a forma mais indicada para uso em doenças inflamatórias da pele (de aguda a crônica) de vários tipos e localização, por exemplo, eczema, dermatite, psoríase, varicela, herpes, etc. Também é apropriado para pele ressecada e com ausência de óleos naturais. Entretanto, certos cuidados se fazem necessários em determinados tratamentos principalmente à exposição ao sol.

Creme de Abuta grandifolia

Família
Menispermáceas/Menispermaceae.

Sinonímia Popular
Abutua, abútua-do-amazonas, abútua-verdadeira, baga-da-praia, barbasco, jabuticaba-de-cipó, parreira-branca, parreira-brava, abuta, abuta-preta, panibaga e uva-do-mato.

Parte Usada
Folhas, casca do caule ou raiz.

Propriedades Medicinais
Antiartrítico e antirreumático.

Indicações Terapêuticas
Artrite, artrose, orquite e reumatismo.

Contraindicação
Nenhuma contraindicação foi encontrada nas literaturas pesquisadas. Porém, isto não significa que futuramente alguma contraindicação ou efeito colateral venha ser encontrado.

Informações Complementares
O produto pode ser adquirido em farmácia homeopática.

Creme de Adiantum capillus-veneris

Família
Polipodiáceas/Polipodiaceae.

Sinonímia Popular
Avenca, avenca-comum, avenca-do-canadá e cabelo-de-vênus.

Parte Usada
Parte aérea (fronde[1]).

Propriedades Medicinais
Antibacteriano e anti-inflamatório.

Indicações Terapêuticas
Eczema.

Contraindicação
Nenhuma contraindicação foi encontrada nas literaturas pesquisadas. Porém, isto não significa que futuramente alguma contraindicação ou efeito colateral venha ser encontrado.

Informações Complementares
O produto pode ser adquirido em farmácia homeopática.

Creme de Aesculus hippocastanum

Família
Sapindáceas/Sapindaceae.

Sinonímia Popular
Castanheiro-da-índia e castanha-da-índia.

Parte Usada
Folhas, cascas ou sementes (castanhas).

Propriedades Medicinais
Anti-hemorroidário e vasoconstritor periférico.

Indicações Terapêuticas
Hemorroida, flebite varicosa, dermatite, eczema, úlcera varicosa e edema.

Contraindicação
Nenhuma contraindicação foi encontrada nas literaturas pesquisadas. Porém, isto não significa que futuramente alguma contraindicação ou efeito colateral venha ser encontrado.

Informações Complementares
O produto pode ser adquirido em farmácia homeopática.

---

[1] Em botânica, este termo é usado para se referir a copa ou ramagem da árvore.

Creme de Ageratum conyzoides

Família
Compostas/Compositae – Asteráceas/Asteraceae.

Sinonímia Popular
Celestina, mentastro, mentrasto, erva-de-são-joão, câmara-opela, catinga-de-bode, erva-maria, mentraço, catinga-de-borrão, celestina, erva-de-santa-lúcia, mentraz e mentruz.

Parte Usada
Partes aéreas (folhas, flores, sementes), preferencialmente frescas.

Propriedades Medicinais
Antirreumático, anti-inflamatório, analgésico e vasodilatador.

Indicações Terapêuticas
Artrose, reumatismo e dor muscular.

Contraindicação
Nenhuma contraindicação foi encontrada nas literaturas pesquisadas. Porém, isto não significa que futuramente alguma contraindicação ou efeito colateral venha ser encontrado.

Informações Complementares
Em tratamento com longa duração, o uso do creme deve ser interrompido por uma semana a cada mês.
O produto pode ser adquirido em farmácia homeopática.

Creme de Aloe vera

Família
Liliáceas/Liliaceae.

Sinonímia Popular
Áloe, babosa, babosa-de-botica, babosa-de-jardim, erva-babosa e caraguatá-de-jardim.

Parte Usada
Folhas, seiva ou polpa.

Propriedades Medicinais
Anti-inflamatório, antirreumático, antibacteriano, antimicótico e antisséptico.

Indicações Terapêuticas
Dermatite, queimadura, reumatismo, eczema, erisipela, contusão, dor reumática, micose e acne.

Contraindicação
Nenhuma contraindicação foi encontrada nas literaturas pesquisadas. Porém, isto não significa que futuramente alguma contraindicação ou efeito colateral venha ser encontrado.

Informações Complementares
O produto pode ser adquirido em farmácia homeopática.

Creme de Apodanthera smilacifolia

Família
Cucurbitáceas/Cucurbitaceae.

Sinonímia Popular
Azougue-dos-pobres, mercúrio-vegetal, remédio-de-gálico, cipó-santo, cipó-azougue, catingueira, chá-de-boubas e azougue. No Estado de Minas Gerais é conhecida como chá-de-boubas.

Parte Usada
Raiz.

Propriedades Medicinais
Anti-inflamatório, antissifilítico, antiulceroso, anti-herpético, antirreumático e antipruriginoso.

Indicações Terapêuticas
Eczema, escabiose, reumatismo, prurido, ferida, bouba, urticária, herpes labial, furúnculo e úlcera externa.

Contraindicação
Nenhuma contraindicação foi encontrada nas literaturas pesquisadas. Porém, isto não significa que futuramente alguma contraindicação ou efeito colateral venha ser encontrado.

Informações Complementares
O produto pode ser adquirido em farmácia homeopática.

Creme de Apuleia ferrea

Família
Leguminosas/Leguminosae – Fabáceas/Fabaceae.

Sinonímia Popular
Itu, quiri-pininga, jutaí-peba, parajuba e pororoca.

Parte Usada
Casca.

Propriedades Medicinais
Antirreumático e antissifilítico.

Indicações Terapêuticas
Escrofulose, reumatismo e sífilis.

Contraindicação
Nenhuma contraindicação foi encontrada nas literaturas pesquisadas. Porém, isto não significa que futuramente alguma contraindicação ou efeito colateral venha ser encontrado.

Informações Complementares
O produto pode ser adquirido em farmácia homeopática.

Creme de Arctium lappa

Família
Compostas/Compositae – Asteráceas/Asteraceae.

Sinonímia Popular
Bardana, baldrana, bardana-maior, carrapicho-grande e pega-massa.

Parte Usada
Folha fresca ou raiz de 1 ano.

Propriedades Medicinais
Antibacteriano,[2] antiulceroso, antirreumático, antipruriginoso, anti-herpético, antimicótico, antiartrítico e antipsórico.

Indicações Terapêuticas
Dermatite, abscesso, eczema, artrite, ictiose, psoríase, micose, ferida, furúnculo, frieira, úlcera externa, reumatismo, prurido, picada de insetos, herpes labial, seborreia e acne.

Contraindicação
Nenhuma contraindicação foi encontrada nas literaturas pesquisadas. Porém, isto não significa que futuramente alguma contraindicação ou efeito colateral venha ser encontrado.

Informações Complementares
O produto pode ser adquirido em farmácia homeopática.

Creme de Aristolochia cymbifera

Família
Aristoloquiáceas/Aristolochiaceae.

---

[2]Principalmente nas bactérias gram-positivas.

Sinonímia Popular
Cipó-mil-homens, jarrinha, bastarda, papo-de-peru, cassaú, angélico, calungo, cipó-jarrinha, calunga, patinho, cipó-mata-cobra, urubu-caá, contraerva, angelicó, aristolóquia, capa-homem, erva-bicha, chaleira-de-judeu, cassiu, cassau, papo-de-galo e giboinha.

Parte Usada
Folhas, caule ou raiz.

Propriedades Medicinais
Antisséptico e antipruriginoso.

Indicações Terapêuticas
Frieira, eczema e prurido.

Contraindicação
Nenhuma contraindicação foi encontrada nas literaturas pesquisadas. Porém, isto não significa que futuramente alguma contraindicação ou efeito colateral venha ser encontrado.

Informações Complementares
O produto pode ser adquirido em farmácia homeopática.

Creme de Aristolochia ridicula

Família
Aristoloquiáceas/Aristolochiaceae.

Sinonímia Popular
Cipó-mil-homens, jarrinha, bastarda, papo-de-peru, angélico, cipó-jarrinha, cipó-mata-cobras, calungo, papo-de-galo e jiboinha.

Parte Usada
Folhas, caule ou raiz.

Propriedades Medicinais
Antipruriginoso.

Indicações Terapêuticas
Prurido e eczema.

Contraindicação
Nenhuma contraindicação foi encontrada nas literaturas pesquisadas. Porém, isto não significa que futuramente alguma contraindicação ou efeito colateral venha ser encontrado.

Informações Complementares
O produto pode ser adquirido em farmácia homeopática.

Creme de Arnica montana

Família
Compostas/Compositae – Asteráceas/Asteraceae.

Sinonímia Popular
Arnica, arnica-das-montanhas, arnica-verdadeira, panaceia-das-quedas, tabaco-de-montanha e quina-dos-pobres.

Parte Usada
Flores ou rizomas.

Propriedades Medicinais
Anti-inflamatório, antimicrobiano, antisséptico e analgésico.

Indicações Terapêuticas
Contusão, furúnculo, reumatismo, hematoma, inchaço, entorse, traumatismo, distensão muscular, dor reumática e dor de dente.

Contraindicação
O seu uso é contraindicado em ferida aberta e em pessoa com hipersensibilidade a qualquer um dos componentes da planta. Também é contraindicado internamente e externamente na gestação e na lactação.

Precaução
O uso tópico prolongado pode produzir dermatite com formação de púrpura.

Informações Complementares
O produto pode ser adquirido em farmácia homeopática.

Creme de Artemisia absinthium

Família
Compostas/Compositae – Asteráceas/Asteraceae.

Sinonímia Popular
Absinto, absinto-comum, absinto-grande, absinto-maior, erva-dos-velhos, erva-dos-vermes, losna, absíntio, losna-maior e losna-branca.

Parte Usada
Folhas ou sumidades floridas.

Propriedades Medicinais
Antisséptico, antirreumático, antineurálgico e antimicótico.

Indicações Terapêuticas
Reumatismo, queimadura, micose e ferida.

Contraindicação
Nenhuma contraindicação foi encontrada nas literaturas pesquisadas. Porém, isto não significa que futuramente alguma contraindicação ou efeito colateral venha ser encontrado.

Informações Complementares
O produto pode ser adquirido em farmácia homeopática.

Creme de Bixa arborea

Família
Bixáceas/Bixaceae (cs).

Sinonímia Popular
Bixa, urucu, urucu-ola-mata, açafrão-da-terra, açafroeia-da-terra e achiote.

Parte Usada
Folhas ou sementes.

Propriedades Medicinais
Antibacteriano e anti-inflamatório.

Indicações Terapêuticas
Ferimento, queimadura e inflamação.

Contraindicação
Nenhuma contraindicação foi encontrada nas literaturas pesquisadas. Porém, isto não significa que futuramente alguma contraindicação ou efeito colateral venha ser encontrado.

Informações Complementares
O produto pode ser adquirido em farmácia homeopática.

Creme de Bowdichia virgilioides

Família
Leguminosas/Leguminosae – Fabáceas/Fabaceae.

Sinonímia Popular
Sucupira-do-campo, sapupira-do-campo, sucupira-preta, sicupira-do-serrado, sucupira-açu, cutiúba, sucupiruçu, sucupira-parda e sicupira.

Parte Usada
Casca.

Propriedades Medicinais
Antiartrítico, anti-inflamatório e antirreumático.

Indicações Terapêuticas
Artrite, dermatose, eczema, erupção cutânea e reumatismo.

Contraindicação
Nenhuma contraindicação foi encontrada nas literaturas pesquisadas. Porém, isto não significa que futuramente alguma contraindicação ou efeito colateral venha ser encontrado.

Informações Complementares
O produto pode ser adquirido em farmácia homeopática.

Creme de Brosimopsis acutifolium

Família
Moráceas/Moraceae.

Sinonímia Popular
Mururé, mururé-vermelho, mercúrio-vegeral, mururi e bururé.

Parte Usada
Casca.

Propriedades Medicinais
Antirreumático, antiulceroso e analgésico muscular.

Indicações Terapêuticas
Reumatismo, úlcera externa, dor muscular e afecção cutânea.

Contraindicação
Nenhuma contraindicação foi encontrada nas literaturas pesquisadas. Porém, isto não significa que futuramente alguma contraindicação ou efeito colateral venha ser encontrado.

Informações Complementares
O produto pode ser adquirido em farmácia homeopática.

Creme de Brunfelsia hopeana

Família
Solanáceas/Solanaceae.

Sinonímia Popular
Manacá, jerataca, jeratacaca, cangambá, jasmim-do-paraguai e mercúrio-vegetal.

Parte Usada
Raiz.

Propriedades Medicinais
Antirreumático e anti-inflamatório.

Indicações Terapêuticas
Reumatismo, escrofulose e dermatose.

Contraindicação
Nenhuma contraindicação foi encontrada nas literaturas pesquisadas. Porém, isto não significa que futuramente alguma contraindicação ou efeito colateral venha ser encontrado.

Informações Complementares
O produto pode ser adquirido em farmácia homeopática.

Creme de Bryophyllum calycinum

Família
Crassuláceas/Crassulaceae.

Sinonímia Popular
Coirama-branca, folha-milagrosa, folha-grossa, roda-da-fortuna, orelha-de-monge, coirama, sempre-viva e saião.

Parte Usada
Folhas frescas.

Propriedades Medicinais
Antimicrobiano, anti-inflamatório, antimicótico, antiulceroso, analgésico e constritor dos vasos sanguíneos.

Indicações Terapêuticas
Abscesso, erisipela, impetigo, queimadura, ferida, picada de insetos, úlcera externa, micose, verruga e calo. Tem ação sobre bactérias e vírus.

Contraindicação
Nenhuma contraindicação foi encontrada nas literaturas pesquisadas. Porém, isto não significa que futuramente alguma contraindicação ou efeito colateral venha ser encontrado.

Informações Complementares
O produto pode ser adquirido em farmácia homeopática.

Creme de Calendula officinalis

Família
Compostas/Compositae – Asteráceas/Asteraceae.

Sinonímia Popular
Calêndula, bem-me-quer, mal-me-quer, calêndula-das-boticas, verrucária, maravilha-dos-pudins, boas-noites, maravilha e margarida-dourada.

Parte Usada
Flores.

Propriedades Medicinais
Antimicótico, antibacteriano, antiartrítico, antiulceroso, cicatrizante, antipsórico e antisséptico.

Indicações Terapêuticas
Cicatrização, artrite, eritema, queimadura, impetigo, psoríase, micose, dermatose seca, ferida, úlcera varicosa e acne.

Contraindicação
Nenhuma contraindicação foi encontrada nas literaturas pesquisadas. Porém, isto não significa que futuramente alguma contraindicação ou efeito colateral venha ser encontrado.

Informações Complementares
O produto pode ser adquirido em farmácia homeopática.

Creme de Carapa guianensis

Família
Meliáceas/Meliaceae.

Sinonímia Popular
Andiroba, andiroba-saruba, iandiroba, carapa, carapá, cedro-macho e mogno-bastardo.

Parte Usada
Folhas ou cascas.

Propriedades Medicinais
Anti-inflamatório, antiulceroso, anti-herpético, antibacteriano, antipsórico, cicatrizante e analgésico.

Indicações Terapêuticas
Ferida, psoríase, dermatite, brotoeja, repelente de insetos, erisipela, dermatose, reumatismo, úlcera externa, contusão, parotidite e herpes labial.

Contraindicação
Nenhuma contraindicação foi encontrada nas literaturas pesquisadas. Porém, isto não significa que futuramente alguma contraindicação ou efeito colateral venha ser encontrado.

Informações Complementares
O produto pode ser adquirido em farmácia homeopática.

Creme de Casearia sylvestris

Família
Flacourtiáceas/Flacourtiaceae.

Sinonímia Popular
Guaçatunga, guaçatonga, guassatonga, erva-de-bugre, erva-de-pontada, vassitonga, guassatunga, bugre-branco, café-bravo, erva-lagarto, erva-pontada, língua-de-teju, língua-de-tiú, paratudo, varre-forno, vacatunga, fruta-de-saíra, café-do-diabo e cambroé.

Parte Usada
Folhas.

Propriedades Medicinais
Antiartrítico, antirreumático, anti-inflamatório, antisséptico, antiulceroso, antipruriginoso, anti-herpético e cicatrizante.

Indicações Terapêuticas
Artrite, hematoma, prurido, reumatismo, escabiose, herpes labial, úlcera varicosa, queimadura, ferida, eczema, ferimento, erupção cutânea e vitiligo.

Contraindicação
Nenhuma contraindicação foi encontrada nas literaturas pesquisadas. Porém, isto não significa que futuramente alguma contraindicação ou efeito colateral venha ser encontrado.

Informações Complementares
O produto pode ser adquirido em farmácia homeopática.

Creme de Cassia occidentalis

Família
Leguminosas/Leguminosae – Fabáceas/Fabaceae.

Sinonímia Popular
Fedegoso, café-negro, ibixuma, folhas-de-pajé, lava-pratos, mata-pasto, maioba, tararucu, cássia, pajamarioba e balambala. Nas regiões Norte e Nordeste do Brasil, como mata-pasto, mamangá e mangerioba.

Parte Usada
Folhas ou raízes.

Propriedades Medicinais
Antisséptico, antirreumático e anti-inflamatório.

Indicações Terapêuticas
Distensão muscular, eczema, erisipela, impigem, reumatismo, sarampo, escabiose e ferida.

Contraindicação
Nenhuma contraindicação foi encontrada nas literaturas pesquisadas. Porém, isto não significa que futuramente alguma contraindicação ou efeito colateral venha ser encontrado.

Informações Complementares
O produto pode ser adquirido em farmácia homeopática.

Creme de Cayaponia tayuya

Família
Cucurbitáceas/Cucurbitaceae.

Sinonímia Popular
Taiuiá, abobrinha-do-mato, ana-pimenta, azougue-dos-pobres, capitão-do-mato, fruta-de-gentio, melão-de-são-caetano, purga-de-caboclo, cabeça-de-negro, abóbora-d'anta, caiapó, tayuia, tomba, ana-pinta e raiz-de-bugre.

Parte Usada
Raízes.

Propriedades Medicinais
Antineurálgico, antiartrítico, antiulceroso, anti-herpético e antirreumático.

Indicações Terapêuticas
Artrite, ciático, dermatose, eczema, erisipela, escrofulose, úlcera externa, furúnculo, ferida, reumatismo e herpes labial.

Contraindicação
Nenhuma contraindicação foi encontrada nas literaturas pesquisadas. Porém, isto não significa que futuramente alguma contraindicação ou efeito colateral venha ser encontrado.

Informações Complementares
O produto pode ser adquirido em farmácia homeopática.

Creme de Cecropia hololeuca

Família
Cecropiáceas/Cecropiaceae.

Sinonímia Popular
Umbaúba, ambaí, ambaú, ambaitinga, ambaíba, ambaúba, imbaúba, imbaíba, embaúba, torém e pau-de-lixa.

Parte Usada
Látex.

Propriedades Medicinais
Antisséptico, antiulceroso e cicatrizante.

Indicações Terapêuticas
Ferida, úlcera externa e verruga.

Contraindicação
Nenhuma contraindicação foi encontrada nas literaturas pesquisadas. Porém, isto não significa que futuramente alguma contraindicação ou efeito colateral venha ser encontrado.

Informações Complementares
O produto pode ser adquirido em farmácia homeopática.

Creme de Croton campestris

Família
Euforbiáceas/Euphorbiaceae.

Sinonímia Popular
Velame-do-campo, cróton-campestre, curraleira, capincigui e velame-do-mato-de-minas. Nas regiões Norte e Nordeste do Brasil, como velame-verdadeiro.

Parte Usada
Folhas ou raízes.

Propriedades Medicinais
Anti-herpético, antirreumático, anti-inflamatório e antiartrítico.

Indicações Terapêuticas
Artrite, eczema, herpes labial, impigem, erisipela, afecção cutânea e reumatismo.

Contraindicação
Nenhuma contraindicação foi encontrada nas literaturas pesquisadas. Porém, isto não significa que futuramente alguma contraindicação ou efeito colateral venha ser encontrado.

Informações Complementares
O produto pode ser adquirido em farmácia homeopática.

Creme de Croton fulvum

Família
Euforbiáceas/Euphorbiaceae.

Sinonímia Popular
Velame-do-campo e velame-verdadeiro.

Parte Usada
Folhas ou raízes.

Propriedades Medicinais
Antirreumático, antifilárico, anti-inflamatório e antiulceroso.

Indicações Terapêuticas
Reumatismo, filariose, escrofulose, erisipela, eczema, impigem e úlcera externa.

Contraindicação
Nenhuma contraindicação foi encontrada nas literaturas pesquisadas. Porém, isto não significa que futuramente alguma contraindicação ou efeito colateral venha ser encontrado.

Informações Complementares
O produto pode ser adquirido em farmácia homeopática.

Creme de Cuphea balsamora

Família
Litráceas/Litraceae.

Sinonímia Popular
Erva-de-sangue, sete-sangrias e guaxuma-vermelha.

Parte Usada
Parte aérea.

Propriedades Medicinais
Antirreumático e antipsórico.

Indicações Terapêuticas
Psoríase, eczema, furúnculo e reumatismo.

Contraindicação
Nenhuma contraindicação foi encontrada nas literaturas pesquisadas. Porém, isto não significa que futuramente alguma contraindicação ou efeito colateral venha ser encontrado.

Informações Complementares
O produto pode ser adquirido em farmácia homeopática.

Creme de Curcuma longa

Família
Zingiberáceas/Zingiberaceae.

Sinonímia Popular
Açafrão-da-terra, açafroeira-da-índia, batata-amarela, açafroeira, gengibre-amarelo, açafrão-da-índia, açafroa, curcuma e gengibre-dourado.

Parte Usada
Rizoma cilíndrico ou ovoide.

Propriedades Medicinais
Antisséptico, antimicótico e antipsórico.

Indicações Terapêuticas
Micose, dermatose, psoríase e ferida.

Contraindicação
Nenhuma contraindicação foi encontrada nas literaturas pesquisadas. Porém, isto não significa que futuramente alguma contraindicação ou efeito colateral venha ser encontrado.

Informações Complementares
O produto pode ser adquirido em farmácia homeopática.

Creme de Cymbopogum nardus

Família
Gramíneas/Gramineae – Poáceas/Poaceae.

Sinonímia Popular
Citronela, citronela-do-ceilão, capim-citronela e cidró-do-paraguai.

Parte Usada
Folhas ou óleos.

Propriedades Medicinais
Antibacteriano e insetífugo.

Indicações Terapêuticas
Repelente de insetos[3].

Contraindicação
Nenhuma contraindicação foi encontrada nas literaturas pesquisadas. Porém, isto não significa que futuramente alguma contraindicação venha ser encontrada.

---
[3]Mosquito (pernilongo), borrachudo, traça e formiga.

Informações Complementares
O produto pode ser adquirido em farmácia homeopática.

Creme de Cynara scolymus

Família
Compostas/Compositae – Asteráceas/Asteraceae.

Sinonímia Popular
Alcachofra, alcachofra-hortense, alcachofra comum, alcachofra cultivada, alcachofra rosa e cachofra.

Parte Usada
Folhas basais, de preferência do primeiro ano.

Propriedades Medicinais
Antipsórico, antistrumático e antirreumático.

Indicações Terapêuticas
Escrofulose, psoríase e reumatismo.

Contraindicação
Nenhuma contraindicação foi encontrada nas literaturas pesquisadas. Porém, isto não significa que futuramente alguma contraindicação ou efeito colateral venha ser encontrado.

Informações Complementares
O produto pode ser adquirido em farmácia homeopática.

Creme de Echinodorus macrophyllus

Família
Alismatáceas/Alismataceae.

Sinonímia Popular
Chá-do-pobre, erva-do-brejo, chá-mineiro, erva-de-bugre, chá-do-brejo, chapéu-de--couro e aguapé.

Parte Usada
Folhas.

Propriedades Medicinais
Antirreumático, anti-inflamatório e antiartrítico.

Indicações Terapêuticas
Artrite, dermatose, furúnculo, reumatismo, escabiose e vitiligo.

Contraindicação
Nenhuma contraindicação foi encontrada nas literaturas pesquisadas. Porém, isto não significa que futuramente alguma contraindicação ou efeito colateral venha ser encontrado.

Informações Complementares
O produto pode ser adquirido em farmácia homeopática.

Creme de Elephantopus scaber

Família
Compostas/Compositae – Asteráceas/Asteraceae.

Sinonímia Popular
Língua-de-vaca, erva-de-sangue, erva-de-veado, pé-de-elefante, fumo-do-mato, chamana, erva-grossa, fumo-branco e tapira.

Parte Usada
Folhas ou raízes.

Propriedades Medicinais
Antiulceroso, antirreumático e anti-herpético.

Indicações Terapêuticas
Dermatose, herpes labial, erupção cutânea, ferida, reumatismo e úlcera externa.

Contraindicação
Nenhuma contraindicação foi encontrada nas literaturas pesquisadas. Porém, isto não significa que futuramente alguma contraindicação ou efeito colateral venha ser encontrado.

Informações Complementares
O produto pode ser adquirido em farmácia homeopática.

Creme de Equisetum arvense

Família
Equissetáceas/Equissetaceae.

Sinonímia Popular
Cavalinha-do-campo, cana-de-jacaré, cauda-de-cavalo, cauda-de-raposa e cavalinha. Na Região Norte do Brasil é conhecido como milho-de-cobra.

Parte Usada
Parte aérea estéril.

Propriedades Medicinais
Antirreumático, anti-herpético e antiulceroso.

Indicações Terapêuticas
Herpes labial, reumatismo, frieira, ferida, úlcera externa, acne e úlcera varicosa.

Contraindicação
Nenhuma contraindicação foi encontrada nas literaturas pesquisadas. Porém, isto não significa que futuramente alguma contraindicação ou efeito colateral venha ser encontrado.

Informações Complementares
O produto pode ser adquirido em farmácia homeopática.

Creme de Foeniculum vulgare

Família
Umbelíferas/Umbelliferae – Apiáceas/Apiaceae.

Sinonímia Popular
Funcho, anis-doce, erva-doce, fiolho, fiolho-de-florena, fiolho-doce, máratro e finóquio.

Parte Usada
Folhas ou raízes.

Propriedades Medicinais
Antirreumático e analgésico muscular.

Indicações Terapêuticas
Cãibra, dor muscular e reumatismo.

Contraindicação
Nenhuma contraindicação foi encontrada nas literaturas pesquisadas. Porém, isto não significa que futuramente alguma contraindicação ou efeito colateral venha ser encontrado.

Informações Complementares
O produto pode ser adquirido em farmácia homeopática.

Creme de Gossypium hirsutum

Família
Malváceas/Malvaceae.

Sinonímia Popular
Algodão-bonito, algodão-de-malta, algodão-herbáceo e amaniú.

Parte Usada
Folhas, flores ou casca de raiz.

Propriedades Medicinais
Anti-inflamatório, antivirulento, antibacteriano e cicatrizante.

Indicações Terapêuticas
Furúnculo e queimadura.

Contraindicação
Nenhuma contraindicação foi encontrada nas literaturas pesquisadas. Porém, isto não significa que futuramente alguma contraindicação ou efeito colateral venha ser encontrado.

Informações Complementares
O produto pode ser adquirido em farmácia homeopática.

Creme de Hamamelis virginiana

Família
Hamamelidáceas/Hamamelidaceae.

Sinonímia Popular
Hamamélis, amieiro-mosqueado, aveleira-de-feiticeira, aveleira-da-bruxa e hamamélide.

Parte Usada
Folhas.

Propriedades Medicinais
Anti-inflamatório, anti-hemorroidário, antipruriginoso, cicatrizante, vasoconstritor, antiulceroso e descongestionante.

Indicações Terapêuticas
Hemorroida, queimadura, varizes, ulceração cutânea, eritema, prurido e na ferida.

Contraindicação
Nenhuma contraindicação foi encontrada nas literaturas pesquisadas. Porém, isto não significa que futuramente alguma contraindicação ou efeito colateral venha ser encontrado.

Informações Complementares
O produto pode ser adquirido em farmácia homeopática.

Creme de Hydrastis canadensis

Família
Ranunculáceas/Ranunculaceae.

Sinonímia Popular
Hidraste e curcuma-do-canadá.

Parte Usada
Rizomas ou raízes.

Propriedades Medicinais
Antibacteriano, antiulceroso, anti-inflamatório e vasoconstritor.

Indicações Terapêuticas
Varizes, úlcera varicosa, herpes labial e úlcera externa.

Contraindicação
Nenhuma contraindicação foi encontrada nas literaturas pesquisadas. Porém, isto não significa que futuramente alguma contraindicação ou efeito colateral venha ser encontrado.

Informações Complementares
O produto pode ser adquirido em farmácia homeopática.

Creme de Juglans regia

Família
Juglandáceas/Juglandaceae.

Sinonímia Popular
Nogueira, nogueira-de-iguape, nogueira-do-litoral, nogueira-da-índia e nogueira-do-ceilão.

Parte Usada
Folhas.

Propriedades Medicinais
Antirreumático, anti-inflamatório, anti-hemorroidário, antimicrobiano, antiartrítico, antisséptico, antibacteriano, antipsórico, anti-herpético e cicatrizante.

Indicações Terapêuticas
Artrite, dermatose, reumatismo, hemorroida, erupção cutânea, hanseníase, ferida, fístula, frieira, psoríase, herpes labial e micoses.

Contraindicação
Nenhuma contraindicação foi encontrada nas literaturas pesquisadas. Porém, isto não significa que futuramente alguma contraindicação ou efeito colateral venha ser encontrado.

Informações Complementares
O produto pode ser adquirido em farmácia homeopática.

Creme de Lavandula augustifolia

Família
Labiadas/Labiatae – Lamiáceas/Lamiaceae.

Sinonímia Popular
Alfazema, lavanda, lavande e lavândula.

Parte Usada
Folhas, flores ou sumidades floridas.

Propriedades Medicinais
Antisséptico, antiartrítico, antipsórico, analgésico, antibacteriano, anti-inflamatório, cicatrizante, antimicrobiano e antirreumático.

Indicações Terapêuticas
Abscesso, artrite, contusão, dermatite, psoríase, reumatismo, picada de insetos, queimadura, acne e cãibra.

Contraindicação
Nenhuma contraindicação foi encontrada nas literaturas pesquisadas. Porém, isto não significa que futuramente alguma contraindicação ou efeito colateral venha ser encontrado.

Informações Complementares
O produto pode ser adquirido em farmácia homeopática.

Creme de Malva sylvestris

Família
Malváceas/Malvaceae.

Sinonímia Popular
Malva, malva-cheirosa, malva-verde, malva-grande, guanxuma-amarela, malva-de--casa, malva-rosa e malva-das-boticas.

Parte Usada
Folhas ou flores.

Propriedades Medicinais
Anti-inflamatório e antiulceroso.

Indicações Terapêuticas
Abscesso, furúnculo, dermatose, contusão e úlcera externa.

Contraindicação
Nenhuma contraindicação foi encontrada nas literaturas pesquisadas. Porém, isto não significa que futuramente alguma contraindicação ou efeito colateral venha ser encontrado.

Informações Complementares
O produto pode ser adquirido em farmácia homeopática.

Creme de Melissa officinalis

Família
Labiadas/Labiatae – Lamiáceas/Lamiaceae.

Sinonímia Popular
Erva-cidreira, chá-da-frança, citronela-menor, erva-cidreira-europeia, cidreira-verdadeira, anafa, melissa, melissa-verdadeira e melissa-romana.

Parte Usada
Folhas frescas ou partes aéreas floridas.

Propriedades Medicinais
Anti-herpético, anti-inflamatório, antimicrobiano, antivirulento e antisséptico.

Indicações Terapêuticas
Cãibra, parotidite epidêmica, celulite, ferida, má circulação e herpes simples.

Contraindicação
Nenhuma contraindicação foi encontrada nas literaturas pesquisadas. Porém, isto não significa que futuramente alguma contraindicação ou efeito colateral venha ser encontrado.

Informações Complementares
O produto pode ser adquirido em farmácia homeopática.

Creme de Mikania glomerata

Família
Compostas/Compositae – Asteráceas/Asteraceae.

Sinonímia Popular
Guaco, coração-de-jesus, guaco-trepador, guaco-liso, erva-cobre, guaco-de-casa, erva-de-cobra e cipó-sucuriju. Na Região Norte do Brasil é conhecido pelo nome de cipó-catinga.

Parte Usada
Folhas.

Propriedades Medicinais
Antipruriginoso, antiartrítico, antisséptico, antiulceroso, antirreumático e cicatrizante.

Indicações Terapêuticas
Dermatite, micose, reumatismo, artrite, prurido senil, úlcera externa e eczema pruriginoso.

Contraindicação
Nenhuma contraindicação foi encontrada nas literaturas pesquisadas. Porém, isto não significa que futuramente alguma contraindicação ou efeito colateral venha ser encontrado.

Informações Complementares
O produto pode ser adquirido em farmácia homeopática.

Creme de Mikania hirsutissima

Família
Compostas/Compositae – Asteráceas/Asteraceae.

Sinonímia Popular
Cipó-cabeludo, guaco-cabeludo e erva-dutra.

Parte Usada
A planta florida.

Propriedades Medicinais
Antiartrítico, antineurálgico e antirreumático.

Indicações Terapêuticas
Artrite, coceira, frieira, reumatismo, contusão e neuralgia.

Contraindicação
Nenhuma contraindicação foi encontrada nas literaturas pesquisadas. Porém, isto não significa que futuramente alguma contraindicação ou efeito colateral venha ser encontrado.

Informações Complementares
O produto pode ser adquirido em farmácia homeopática.

Creme de Mikania setigera

Família
Compostas/Compositae – Asteráceas/Asteraceae.

Sinonímia Popular
Cipó-almécega.

Parte Usada
Folhas.

Propriedades Medicinais
Antineurálgico, antirreumático e lumbago.

Indicações Terapêuticas
Dor muscular, neuralgia e reumatismo.

Contraindicação
Nenhuma contraindicação foi encontrada nas literaturas pesquisadas. Porém, isto não significa que futuramente alguma contraindicação ou efeito colateral venha ser encontrado.

Informações Complementares
O produto pode ser adquirido em farmácia homeopática.

Creme de Mirabilis jalapa

Família
Nictagináceas/Nyctaginaceae.

Sinonímia Popular
Maravilha, bonina, boa-noite, quatro-horas, bonita e jalapa.

Parte Usada
Folhas.

Propriedades Medicinais
Antimicótico, anti-herpético, antibacteriano e anti-inflamatório.

Indicações Terapêuticas
Eczema, dermatite, micose, herpes labial, sarda, contusão, escoriação, ferida, tinha, *rash* cutâneo e acne.

Contraindicação
Nenhuma contraindicação foi encontrada nas literaturas pesquisadas. Porém, isto não significa que futuramente alguma contraindicação ou efeito colateral venha ser encontrado.

Informações Complementares
O produto pode ser adquirido em farmácia homeopática.

Creme de Momordica charantia

Família
Cucurbitáceas/Cucurbitaceae.

Sinonímia Popular
Melão-de-são-caetano, balsamina-longa, caramelo, erva-de-são-caetano, erva-de-lavadeira, fruto-de-cobra, erva-de-são-vicente, fruto-negro, melãozinho, quiabeiro-de-angola.

Parte Usada
Folhas ou raiz.

Propriedades Medicinais
Antipruriginoso, antiulceroso e antirreumático.

Indicações Terapêuticas
Folhas
Reumatismo, na sarda, no prurido e úlcera externa.

Raiz
Furúnculo e abscesso.

Contraindicação
Nenhuma contraindicação foi encontrada nas literaturas pesquisadas. Porém, isto não significa que futuramente alguma contraindicação ou efeito colateral venha ser encontrado.

Informações Complementares
O produto pode ser adquirido em farmácia homeopática.

Creme de Myristica bicuhyba

Família
Miristicáceas/Myristicaceae.

Sinonímia Popular
Bicuíba-de-folhas-miúda, bicuíba-redonda, moscadeira-do-brasil, noz-moscada-do-brasil, bicuíba, sangue-de-bicuíba, vicuíba e fruto-de-bicuíba.

Parte Usada
Casca.

Propriedades Medicinais
Antirreumático, antibacteriano, antiartrítico e anti-hemorroidário.

Indicações Terapêuticas
Abscesso, reumatismo, erisipela, hemorroida, artrite e antraz.

Contraindicação
Nenhuma contraindicação foi encontrada nas literaturas pesquisadas. Porém, isto não significa que futuramente alguma contraindicação ou efeito colateral venha ser encontrado.

Informações Complementares
O produto pode ser adquirido em farmácia homeopática.

Creme de Myristica fragrans

Família
Miristicáceas/Myristicaceae.

Sinonímia Popular
Noz-moscada, noz-da-moscadeira, muscadeira e moscadeira.

Parte Usada
As amêndoas das sementes (nozes).

Propriedades Medicinais
Antibacteriano, anti-hemorroidário, anti-inflamatório, antirreumático e analgésico.

Indicações Terapêuticas
Abscesso, antraz, hemorroida, lombalgia e reumatismo.

Contraindicação
Nenhuma contraindicação foi encontrada nas literaturas pesquisadas. Porém, isto não significa que futuramente alguma contraindicação ou efeito colateral venha ser encontrado.

Informações Complementares
O produto pode ser adquirido em farmácia homeopática.

Creme de Nasturtium officinalis

Família
Crucíferas/Cruciferae – Brassicáceas/Brassicaceae.

Sinonímia Popular
Agrião-do-brejo, agrião-da-europa, agrião-de-lugares-úmidos, agrião-d'água-corrente, agrião-da-ponte, cardamia-jortana, jambu, agrião, berro e saúde-do-corpo.

Parte Usada
A planta toda (fresca).

Propriedades Medicinais
Antirreumático, antiartrítico, anti-herpético, antistrumático, unguento e cicatrizante.

Indicações Terapêuticas
Abscesso, reumatismo, sarampo, varíola, artrite, herpes labial, artrose e dermatose.

Contraindicação
Nenhuma contraindicação foi encontrada nas literaturas pesquisadas. Porém, isto não significa que futuramente alguma contraindicação ou efeito colateral venha ser encontrado.

Informações Complementares
O produto pode ser adquirido em farmácia homeopática.

Creme de Ocimum basilicum

Família
Labiadas/Labiatae – Lamiáceas/Lamiaceae.

Sinonímia Popular
Alfavaca, alfavaca-cheirosa, alfavaca-d'américa, alfavaca-doce, erva-real, manjericão anão, manjericão, manjericão-de-folhas-larga, manjericão-doce e remédio-de-vaqueiro.

Parte Usada
Folhas ou partes aéreas floridas.

Propriedades Medicinais
Antibacteriano, analgésico, antimicrobiano, anti-inflamatório, insetífugo e antisséptico.

Indicações Terapêuticas
Antraz, frieira, furúnculo, acne, picada de insetos e repelente de insetos.

Contraindicação
Nenhuma contraindicação foi encontrada nas literaturas pesquisadas. Porém, isto não significa que futuramente alguma contraindicação ou efeito colateral venha ser encontrado.

Informações Complementares
O produto pode ser adquirido em farmácia homeopática.

Creme de Olea europaea

Família
Oleáceas/Oleaceae.

Sinonímia Popular
Oliveira, oliveira-brava, oliva e azeitona.

Parte Usada
Folhas recentes.

Propriedades Medicinais
Antirreumático e antisséptico.

Indicações Terapêuticas
Erupção cutânea, reumatismo e queimadura.

Contraindicação
Nenhuma contraindicação foi encontrada nas literaturas pesquisadas. Porém, isto não significa que futuramente alguma contraindicação ou efeito colateral venha ser encontrado.

Informações Complementares
O produto pode ser adquirido em farmácia homeopática.

Creme de Origanum vulgare

Família
Labiadas/Labiatae – Lamiáceas/Lamiaceae.

Sinonímia Popular
Manjerona, manjerona-do-campo, manjero-verdadeira, orégano e flor-do-himeneu.

Parte Usada
Parte aérea florida ou óleo essencial.

Propriedades Medicinais
Antibacteriano, antirreumático e antimicótico.

Indicações Terapêuticas
Micose, reumatismo e ferida.

Contraindicação
Nenhuma contraindicação foi encontrada nas literaturas pesquisadas. Porém, isto não significa que futuramente alguma contraindicação ou efeito colateral venha ser encontrado.

Informações Complementares
O produto pode ser adquirido em farmácia homeopática.

Creme de Parietaria officinalis

Família
Urticáceas/Urticaceae.

Sinonímia Popular
Parietária, alfavaca-de-cobra, tiritana, fura-paredes, erva-de-santana; e em algumas regiões também é conhecida por quebra-pedra.

Parte Usada
A planta toda.

Propriedades Medicinais
Antirreumático, antiartrítico, anti-inflamatório e anti-hemorroidário.

Indicações Terapêuticas
Hemorroida, dermatose crônica, furúnculo, reumatismo e artrite.

Contraindicação
Nenhuma contraindicação foi encontrada nas literaturas pesquisadas. Porém, isto não significa que futuramente alguma contraindicação ou efeito colateral venha ser encontrado.

Informações Complementares
O produto pode ser adquirido em farmácia homeopática.

Creme de Passiflora incarnata

Família
Passifloráceas/Passifloraceae.

Sinonímia Popular
Passiflora, flor-da-paixão, maracujá, maracujá-rosado, maracujá-guaçu e maracujá-silvestre.

Parte Usada
Folhas ou partes aéreas.

Propriedades Medicinais
Antineurálgico e antiulceroso.

Indicações Terapêuticas
Erisipela, úlcera externa, neuralgia e dor muscular.

Contraindicação
Nenhuma contraindicação foi encontrada nas literaturas pesquisadas. Porém, isto não significa que futuramente alguma contraindicação ou efeito colateral venha ser encontrado.

Informações Complementares
O produto pode ser adquirido em farmácia homeopática.

Creme de Peireskia grandifolia

Família
Cactáceas/Cactaceae.

Sinonímia Popular
Quiabento, jumbeba, rosa-madeira, groselha-da-américa, groselha-dos-barbados, ora-pro-nóbis, cacto-rosa e groselheira-das-andilhas.

Parte Usada
Folhas ou frutos.

Propriedades Medicinais
Antitumorigênico e anti-inflamatório.

Indicações Terapêuticas
Inflamação cutânea, furúnculo e tumor.

Contraindicação
Nenhuma contraindicação foi encontrada nas literaturas pesquisadas. Porém, isto não significa que futuramente alguma contraindicação ou efeito colateral venha ser encontrado.

Informações Complementares
O produto pode ser adquirido em farmácia homeopática.

Creme de Peltodon radicans

Família
Labiadas/Labiatae – Lamiáceas/Lamiaceae.

Sinonímia Popular
Hortelã-do-brasil, hortelã-brava, hortelã-do-mato, poejo-rateiro, são-pedro-cão, mentrasto (Alagoas), meladinha (Pernambuco) e erva-de-são-joão (Rio de Janeiro).

Parte Usada
Folhas.

Propriedades Medicinais
Antisséptico e antimicótico.

Indicações Terapêuticas
Dermatose, impigem, tinha e eczema.

Contraindicação
Nenhuma contraindicação foi encontrada nas literaturas pesquisadas. Porém, isto não significa que futuramente alguma contraindicação ou efeito colateral venha ser encontrado.

Informações Complementares
O produto pode ser adquirido em farmácia homeopática.

Creme de Phyllanthus niruri

Família
Euforbiáceas/Euphorbiaceae.

Sinonímia Popular
Arrebenta-pedra, quebra-pedra, erva-pombinha, fura-parede, erva-pomba, saxifraga e saúde-de-mulher.

Parte Usada
Partes aéreas com flores ou raízes.

Propriedades Medicinais
Anti-inflamatório, analgésico, antitumorigênico, antibacteriano, antiulceroso e antisséptico.

Indicações Terapêuticas
Tumor, contusão, gangrena, relaxante muscular, úlcera externa e verruga.

Contraindicação
Nenhuma contraindicação foi encontrada nas literaturas pesquisadas. Porém, isto não significa que futuramente alguma contraindicação ou efeito colateral venha ser encontrado.

Informações Complementares
O produto pode ser adquirido em farmácia homeopática.

Creme de Piper aducum

Família
Piperáceas/Piperaceae.

Sinonímia Popular
Aperta-ruão, tapa-buraco e pimenta-de-fruto-ganchoso.

Parte Usada
A planta toda[4].

Propriedades Medicinais
Anti-inflamatório e vulnerário.

---
[4] Usar a planta sem a raiz.

Indicações Terapêuticas
Ferida crônica.

Contraindicação
Nenhuma contraindicação foi encontrada nas literaturas pesquisadas. Porém, isto não significa que futuramente alguma contraindicação ou efeito colateral venha ser encontrado.

Informações Complementares
O produto pode ser adquirido em farmácia homeopática.

Creme de Piper cubeba

Família
Piperáceas/Piperaceae.

Sinonímia Popular
Cubeba, cubeba-das-boticas e pimenta-cubeba.

Parte Usada
Fruto colhido antes da maturação completa.

Propriedades Medicinais
Antisséptico, antipsórico, antimicótico e vulnerário.

Indicações Terapêuticas
Micose, dermatose, ferida e psoríase.

Contraindicação
Nenhuma contraindicação foi encontrada nas literaturas pesquisadas. Porém, isto não significa que futuramente alguma contraindicação ou efeito colateral venha ser encontrado.

Informações Complementares
O produto pode ser adquirido em farmácia homeopática.

Creme de Piper umbellatum

Família
Piperáceas/Piperaceae.

Sinonímia Popular
Capeba, pariparoba, jaguarandi, capeba-do-campo, capeba-do-norte, oguaxima, guaxima, catajé, manjerioba, pariparoba-do-mato, malvarisco, caapeba-cheirosa e caena.

Parte Usada
Raízes.

Propriedades Medicinais
Antirreumático, antistrumático, vulnerário, antitumorigênico e antiulceroso.

Indicações Terapêuticas
Erisipela, furúnculo, tumor, reumatismo, úlcera externa, queimadura, contusão e ferida.

Contraindicação
Nenhuma contraindicação foi encontrada nas literaturas pesquisadas. Porém, isto não significa que futuramente alguma contraindicação ou efeito colateral venha ser encontrado.

Informações Complementares
O produto pode ser adquirido em farmácia homeopática.

Creme de Plantago major

Família
Plantagináceas/Plantaginaceae.

Sinonímia Popular
Tanchagem, cinco-nervos, erva-de-orelha, sete-nervos, plantagem, tanchagem-maior, tansagem-maior, tansagem, tranchagem e transagem.

Parte Usada
Folhas na floração, sementes secas ou raízes.

Propriedades Medicinais
Antimicrobiano, antitumorigênico, antipsórico, antirreumático, antiulceroso, anti-hemorroidário, anti-inflamatório e analgésico.

Indicações Terapêuticas
Acne, furúnculo, parotidite, psoríase, hemorroida, queimadura, reumatismo, tumor e varizes.

Contraindicação
Nenhuma contraindicação foi encontrada nas literaturas pesquisadas. Porém, isto não significa que futuramente alguma contraindicação ou efeito colateral venha ser encontrado.

Informações Complementares
O produto pode ser adquirido em farmácia homeopática.

Creme de Polygonum acre

Família
Poligonáceas/Poligonaceae.

Sinonímia Popular
Erva-de-bicho, persicária, cataia, pimenta-do-brejo, potincoba, acataia, curage e capetiçoba. No Estado de Pernambuco, como pimenta-d'água; e no Estado de Alagoas, como capiçoba.

Parte Usada
A planta toda.

Propriedades Medicinais
Antirreumático, antipruriginoso, antiulceroso, anti-hemorroidário, anti-inflamatório e vasodilatador.

Indicações Terapêuticas
Erisipela, hemorroida, reumatismo, prurido, úlcera varicosa, fístula anal, eczema e varizes.

Contraindicação
Nenhuma contraindicação foi encontrada nas literaturas pesquisadas. Porém, isto não significa que futuramente alguma contraindicação ou efeito colateral venha ser encontrado.

Informações Complementares
O produto pode ser adquirido em farmácia homeopática.

Creme de Portulaca oleracea

Família
Portulacáceas/Portulacaceae.

Sinonímia Popular
Beldroega, salada-de-negro, ora-pro-nóbis, portulaca, beldroega-verdadeira, porcelana e caaponga.

Parte Usada
A planta toda.

Propriedades Medicinais
Antibacteriano anti-inflamatório, anti-hemorroidário, vulnerário e antiulceroso.

Indicações Terapêuticas
Mastite, úlcera externa, queimadura, hemorroida, hematoma e ferida.

Contraindicação
Nenhuma contraindicação foi encontrada nas literaturas pesquisadas. Porém, isto não significa que futuramente alguma contraindicação ou efeito colateral venha ser encontrado.

Informações Complementares
O produto pode ser adquirido em farmácia homeopática.

Creme de Ruta graveolens

Família
Rutáceas/Rutaceae.

Sinonímia Popular
Arruda, arruda-doméstica, arruda-de-cheiro-forte, arruda-dos-jardins, ruda e ruta-de-cheiro-forte.

Parte Usada
Parte aérea florida.

Propriedades Medicinais
Anti-hemorroidário, anti-inflamatório, antineurálgico, antibacteriano, antileishmanial, insetífugo, vulnerário, antirreumático, antiartrítico, cicatrizante e analgésico.

Indicações Terapêuticas
Ciático, dermatite, hemorroida, neuralgia, reumatismo, escabiose, varizes, repelente de insetos,[5] leishmaniose, ferida, artrite e artrose.

Efeito Colateral
Pode causar fitodermatite, tornando a pele sensível à luz solar.

Contraindicação
Nenhuma contraindicação foi encontrada nas literaturas pesquisadas. Porém, isto não significa que futuramente alguma contraindicação ou efeito colateral venha ser encontrado.

Informações Complementares
O produto pode ser adquirido em farmácia homeopática.

Creme de Sambucus nigra

Família
Caprifoliáceas/Caprifoliaceae.

Sinonímia Popular
Sabugueiro, sabugueiro-da-europa, sabugueiro-negro canineiro e galacrista.

Parte Usada
Folhas ou flores.

---

[5] A planta é repelente de pulga, percevejo e rato.

Propriedades Medicinais
Anti-hemorroidário, antirreumático e antineurálgico.

Indicações Terapêuticas
Abscesso, artrite, dermatose, hemorroida, reumatismo, neuralgia, queimadura, varicela[6], ferida e sarampo.

Contraindicação
Nenhuma contraindicação foi encontrada nas literaturas pesquisadas. Porém, isto não significa que futuramente alguma contraindicação ou efeito colateral venha ser encontrado.

Informações Complementares
O produto pode ser adquirido em farmácia homeopática.

Creme de Saponaria officinalis

Família
Cariofiláceas/Caryophyllaceae.

Sinonímia Popular
Saponária, fruta-de-sabão, jequitiguaçu, pau-de-sabão, sabão-de-macaco, sabão-de-mico, sabão-de-soldado, sabãozinho, sabonete, sabonete-de-soldado, saboneteiro, saponária-das-botigas e salta-martim.

Parte Usada
Folhas ou raízes.

Propriedades Medicinais
Antiartrítico, antirreumático, antisséptico, anti-inflamatório e antipsórico.

Indicações Terapêuticas
Artrite, reumatismo, eczema, afecção cutânea, psoríase e pelagra.

Contraindicação
Nenhuma contraindicação foi encontrada nas literaturas pesquisadas. Porém, isto não significa que futuramente alguma contraindicação ou efeito colateral venha ser encontrado.

Informações Complementares
O produto pode ser adquirido em farmácia homeopática.

---
[6]Conhecida popularmente como catapora.

Creme de Smilax papyracea

Família
Liliáceas/Liliaceae.

Sinonímia Popular
Salsaparrilha, salsaparrila-das-honduras, japecanga-mineira, japecanga-do-campo, salsa-americana e sarza.

Parte Usada
Raízes.

Propriedades Medicinais
Antirreumático, antipsórico, antiartrítico, anti-herpético, anti-inflamatório e antimicótico.

Indicações Terapêuticas
Hanseníase, psoríase, eczema, artrite, bursite, herpes labial, prurido, micose, reumatismo e *rash* cutâneo.

Contraindicação
Nenhuma contraindicação foi encontrada nas literaturas pesquisadas. Porém, isto não significa que futuramente alguma contraindicação ou efeito colateral venha ser encontrado.

Informações Complementares
O produto pode ser adquirido em farmácia homeopática.

Creme de Solanum dulcamara

Família
Solanáceas/Solanaceae.

Sinonímia Popular
Doce-amarga, dulcamara, erva-moura-de-trepa, uva-de-cão, vinha-da-índia e vinha-da-judeia.

Parte Usada
Caule.

Propriedades Medicinais
Antipsórico, anti-herpético e antirreumático.

Indicações Terapêuticas
Psoríase, furúnculo, herpes labial, eczema, verruga, hematoma, contusão, acne e reumatismo.

Contraindicação
Nenhuma contraindicação foi encontrada nas literaturas pesquisadas. Porém, isto não significa que futuramente alguma contraindicação ou efeito colateral venha ser encontrado.

Informações Complementares
O produto pode ser adquirido em farmácia homeopática.

Creme de Solanum paniculatum

Família
Solanáceas/Solanaceae.

Sinonímia Popular
Jurubeba, jurubebinha, jurubeba-altera, juribeba, jurubeba-branca, jurubeba-verdadeira, jupeba e jurupeba.

Parte Usada
Folhas.

Propriedades Medicinais
Antitumorigênico, antiulceroso, anti-inflamatório, descongestionante e desobstrutivo.

Indicações Terapêuticas
Abscesso, erisipela, ferida, verruga e úlcera externa.

Contraindicação
Nenhuma contraindicação foi encontrada nas literaturas pesquisadas. Porém, isto não significa que futuramente alguma contraindicação ou efeito colateral venha ser encontrado.

Informações Complementares
O produto pode ser adquirido em farmácia homeopática.

Creme de Solidago microgrossa

Família
Compostas/Compositae – Asteráceas/Asteraceae.

Sinonímia Popular
Arnica-brasileira, arnica-da-horta, arnica-de-terreiro, arnica-do-brasil, arnica-silvestre, arnica-do-mato, erva-federal, espiga-de-ouro e rabo-de-foguete.

Parte Usada
Flores ou rizoma.

Propriedades Medicinais
Antipruriginoso, antirreumático e anti-inflamatório.

Indicações Terapêuticas
Frieira, hematoma, dor causada por queda, traumatismo, prurido, reumatismo, contusão, edema e varizes.

Contraindicação
O seu uso é contraindicado na gestação, na lactação, em criança menor de 10 anos e em pessoa com hipersensibilidade a qualquer um dos componentes da planta.

Informações Complementares
O produto pode ser adquirido em farmácia homeopática.

Creme de Stryphinodendron barbatiman

Família
Leguminosas/Leguminosae – Fabáceas/Fabaceae.

Sinonímia Popular
Barbatimão, barbatimão-verdadeiro, barba-de-timão, ubatimó e casca-da-virgindade. No Estado do Pará, como paricarana.

Parte Usada
Casca do caule.

Propriedades Medicinais
Antibacteriano, antiulceroso e antisséptico.

Indicações Terapêuticas
Ferida e úlcera externa.

Contraindicação
Nenhuma contraindicação foi encontrada nas literaturas pesquisadas. Porém, isto não significa que futuramente alguma contraindicação ou efeito colateral venha ser encontrado.

Informações Complementares
O produto pode ser adquirido em farmácia homeopática.

Creme de Symphytum officinale

Família
Boragináceas/Boraginaceae.

Sinonímia Popular
Confrei, consólida, orelha-de-asno, orelha-de-burro, orelha-de-vaca e língua-de-vaca.

Parte Usada
Folhas adultas[7].

Propriedades Medicinais
Antirreumático, antipsórico, anti-hemorroidário, anti-inflamatório e cicatrizante.

Indicações Terapêuticas
Contusão, ferida, furúnculo, psoríase, corte, hemorroida e fratura simples.

Contraindicação
Nenhuma contraindicação foi encontrada nas literaturas pesquisadas. Porém, isto não significa que futuramente alguma contraindicação ou efeito colateral venha ser encontrado.

Precaução
As folhas do confrei têm uma pubescência irritante à pele.

Informações Complementares
Desde a década de 1980, as literaturas especializadas já mencionavam os efeitos hepatotóxicos do confrei. Entretanto, somente na década de 1990 foi determinada uma portaria do Ministério da Saúde do Brasil proibindo as preparações para o uso interno do confrei.
Portaria SNVS nº 19 de 30.01.1992.

Creme de Tabebuia avellaneadeae

Família
Bignoniáceas/Bignoniaceae.

Sinonímia Popular
Ipê, ipê-roxo, ipê-uva, ipê-preto, pau-d'arco, lapacho e piuva.

Parte Usada
Entrecasca (líber), lenho (cerne) ou flores.

Propriedades Medicinais
Antitumorigênico, antimicótico, antibacteriano, antimicrobiano, antirreumático, antiartrítico, antipsórico, anti-inflamatório, anti-herpético, anti-hemorroidário cicatrizante e analgésico.

Indicações Terapêuticas
Úlcera varicosa, hemorroida, reumatismo, artrite, dermatose, eczema, prurido, coceira, infecção cutânea, queimadura, micose, cicatrização, úlcera externa, escrofulose, escabiose, psoríase, impigem e herpes labial.

---
[7] As folhas novas são tóxicas.

Contraindicação
Nenhuma contraindicação foi encontrada nas literaturas pesquisadas. Porém, isto não significa que futuramente não venha encontrar alguma contraindicação ou efeito colateral.

Informações Complementares
O produto pode ser adquirido em farmácia homeopática.

Creme de Tabebuia chrysotricha

Família
Bignoniáceas/Bignoniaceae.

Sinonímia Popular
Ipê-amarelo, pau-d'arco-amarelo, peroba-de-campos, ipeúva e piúva.

Parte Usada
Flores ou entrecasca dos ramos jovens.

Propriedades Medicinais
Antitumorigênico, antissifilítico, antimicrobiano, anti-inflamatório, depurativo, antipruriginoso, antineurálgico, antiulceroso e analgésico.

Indicações Terapêuticas
Úlcera externa, dermatose, prurido, edema na perna, neuralgia e eczema.

Contraindicação
Nenhuma contraindicação foi encontrada nas literaturas pesquisadas. Porém, isto não significa que futuramente alguma contraindicação ou efeito colateral venha ser encontrado.

Precaução
Não deve ser usada durante os primeiros meses da gestação.

Informações Complementares
O produto pode ser adquirido em farmácia homeopática.

Creme de Taraxacum officinale

Família
Compostas/Compositae – Asteráceas/Asteraceae.

Sinonímia Popular
Taraxaco, dente-de-leão, alface-de-cão, amor-dos-homens, chicória-silvestre, chicória-louca, coroa-de-monge, radite-bravo, relógio-dos-estudantes, alface-de-coco, leucodonte, quartilho, amargosa, dente-de-leão-dos-jardins, salada-de-toupeira e soprão.

Parte Usada
Folhas.

Propriedades Medicinais
Anti-inflamatório, anti-hemorroidário, antirreumático, antivirulento e antibacteriano.

Indicações Terapêuticas
Dermatose, eczema, edema, reumatismo, ruga, sarda, verruga, acne, hemorroida e varizes.

Contraindicação
Nenhuma contraindicação foi encontrada nas literaturas pesquisadas. Porém, isto não significa que futuramente alguma contraindicação ou efeito colateral venha ser encontrado.

Informações Complementares
O produto pode ser adquirido em farmácia homeopática.

Creme de Tropaeolum majus

Família
Tropeoláceas/Tropeolaceae.

Sinonímia Popular
Capuchinha, capuchinha-grande, mastruço-do-peru, agrião-do-méxico, flor-de-chagas, capucine, chagas, mastruço, capuchinho, chaguinha, nastúrcio, cinco-chagas, agrião-da-índia e flor de sangue.

Parte Usada
Folhas, flores ou botões florais.

Propriedades Medicinais
Antibacteriano, antimicótico, antisséptico e antipsórico.

Indicações Terapêuticas
Ferida, afecção cutânea, eczema e psoríase.

Contraindicação
Nenhuma contraindicação foi encontrada nas literaturas pesquisadas. Porém, isto não significa que futuramente alguma contraindicação ou efeito colateral venha ser encontrado.

Informações Complementares
O produto pode ser adquirido em farmácia homeopática.

Creme de Uncaria tomentosa

Família
Rubiáceas/Rubiaceae.

Sinonímia Popular
Unha-de-gato.

Parte Usada
Folhas, casca ou raiz.

Propriedades Medicinais
Antiartrítico, anti-herpético, anti-inflamatório, antiulceroso, antirreumático, antitumorigênico, antivirulento e analgésico.

Indicações Terapêuticas
Artrite, bursite, herpes labial, reumatismo e tumor.

Contraindicação
Nenhuma contraindicação foi encontrada nas literaturas pesquisadas. Porém, isto não significa que futuramente alguma contraindicação ou efeito colateral venha ser encontrado.

Informações Complementares
O produto pode ser adquirido em farmácia homeopática.

Creme de Valeriana officinalis

Família
Valerianáceas/Valerianaceae.

Sinonímia Popular
Valeriana, valeriana-selvagem, valeriana-silvestre, valeriana-menor, erva-de-gato, erva-de-são-jorge e erva-de-amassar.

Parte Usada
Rizoma ou raiz.

Propriedades Medicinais
Antitumorigênico, antirreumático, antineurálgico, anti-inflamatório, sedativo e vasodilatador.

Indicações Terapêuticas
Contusão, eczema, dermatose, reumatismo, ferida, má circulação e tumor.

Contraindicação
Nenhuma contraindicação foi encontrada nas literaturas pesquisadas. Porém, isto não significa que futuramente alguma contraindicação ou efeito colateral venha ser encontrado.

Informações Complementares
O produto pode ser adquirido em farmácia homeopática. Produto fitoterápico controlado pela ANVISA.
Venda sob prescrição médica.

Creme de Viola odorata

Família
Violáceas/Violaceae.

Sinonímia Popular
Violeta, amor-perfeito, amor-perfeito-bravo, erva-da-trindade, viola, violeta-de-três-cores e violeta-tricolor.

Parte Usada
Folhas ou flores.

Propriedades Medicinais
Anti-inflamatório, antitumorigênico, antirreumático e antiulceroso.

Indicações Terapêuticas
Abscesso, dermatite, eczema, impetigo, reumatismo, ferida, úlcera externa, infecção cutânea, sarampo e acne.

Contraindicação
Nenhuma contraindicação foi encontrada nas literaturas pesquisadas. Porém, isto não significa que futuramente alguma contraindicação ou efeito colateral venha ser encontrado.

Informações Complementares
O produto pode ser adquirido em farmácia homeopática.

Creme de Viola tricolor

Família
Violáceas/Violaceae.

Sinonímia Popular
Amor-perfeito, amor-perfeito-bravo, erva-da-trindade, violeta-de-três-cores, violeta-tricolor e viola.

Parte Usada
Folhas ou flores.

Propriedades Medicinais
Anti-inflamatório, antirreumático, antitussígeno, anti-ictérico, antitumorigênico, antiulceroso, expectorante, estimulante, sudorífero, diurético, depurativo, anti-inflamatório e laxante.

Indicações Terapêuticas
Abscesso, acne, dermatite, eczema, impetigo, reumatismo, ferida, ictiose[8], urticária, úlcera externa, verruga, infecção cutânea e sarampo.

Contraindicação
Nenhuma contraindicação foi encontrada nas literaturas pesquisadas. Porém, isto não significa que futuramente alguma contraindicação ou efeito colateral venha ser encontrado.

Informações Complementares
O produto pode ser adquirido em farmácia homeopática.

Creme de Waltheria douradinha

Família
Esterculiáceas/Esterculiaceae.

Sinonímia Popular
Douradinha-do-campo, douradinha, malva-branca, malva-veludo, papaterra e orelha-de-rato.

Parte Usada
Folhas.

Propriedades Medicinais
Anti-inflamatório e antirreumático.

Indicações Terapêuticas
Reumatismo, no furúnculo, na ferida e eczema.

Contraindicação
Nenhuma contraindicação foi encontrada nas literaturas pesquisadas. Porém, isto não significa que futuramente alguma contraindicação ou efeito colateral venha ser encontrado.

Informações Complementares
O produto pode ser adquirido em farmácia homeopática.

---

[8] Ictiose é uma dermatose caracterizada pela secura e aspereza da pele, a qual, por hipertrofia de sua camada córnea, torna-se escamosa como a dos peixes.

As Terminações Taxonômicas

As terminações próprias dos nomes de grupos taxonômicos que correspondem às principais categorias do Reino Vegetal são:

REINO PLANTAE
DIVISÃO
CLASSE
ORDEM
FAMÍLIA
GÊNERO
ESPÉCIE

Segundo Carvalho (2001), algumas exceções são expressamente consignadas no Código de Nomenclatura para designações de um número determinado de famílias 8 (oito), as quais possuíam nomes tradicionais anteriores à vigência do Código (consagradas pelo uso) e que ainda coexistem:

Compositae = Asteraceae
Cruciferae = Brassicaceae
Gramineae = Poaceae
Guttiferae = Clusiaceae
Labiatae = Lamiaceae
Leguminosae = Fabaceae
Palmae = Arecaceae
Umbelliferae = Apiaceae

No decorrer do livro você encontrará o nome em português e em seguida o nome científico em latim. Por exemplo: *Menispermáceas/Menispermaceae*. Porém, se estiver envolvida qualquer uma das 8 famílias, então será apresentada da seguinte maneira, como, por exemplo, *Compostas/Compositae – Asteráceas/Asteraceae*.

Esclarecimento
Em alguns livros encontram-se determinadas citações mencionando as subfamílias (cesalpinioídeas, mimosoídeas e papilionoídeas) como família. Entretanto, estas três pertencem à família *Fabaceae*, que tem como antiga nomenclatura *Leguminosae*.

Indicação de Uso em Forma de Chá

Existem várias formas para fazer uso de plantas medicinais: maceração, trituração, infusão, decocção, cataplasma, unguento, óleo, látex etc.
Entretanto, para fazer uso do chá de plantas medicinais de uma forma geral é necessário adotar alguns critérios:

Uso interno por infusão – folhas, flores
colocar gramas indicadas da planta em uma vasilha, de preferência vidro refratário, despejar 1 litro de água fervente e deixar repousar, bem tampada, durante 5 minutos. Depois de coar, beber morno ou frio 1 xícara das de chá, conforme quantidade de vezes indicada. Jogar fora o restante.

Uso interno por decocção – raiz, caule, casca
colocar gramas indicadas da planta em uma vasilha, de preferência vidro refratário, despejar 1 litro de água fria e ferver por aproximadamente 10 minutos. Depois de coar, beber morno ou frio 1 xícara das de chá, conforme quantidade de vezes indicada. Jogar fora o restante.

Duração
Beber o chá durante aproximadamente 10 dias, dar um descanso de 10 dias e usar por mais 10 dias.
Nunca se deve fazer uso de chá por tempo indeterminado ou muito prolongado. Também não se deve fazer uso do chá feito por mais de 12 horas, mesmo tendo ficado em geladeira.

Observação
Não se deve ser usada vasilha (panela) de alumínio, porque muitas das vezes o alumínio interage com as substâncias de determinadas plantas, liberando assim substância tóxica.

Orientação
Toda planta medicinal tem princípio ativo, mesmo que ainda não descoberta tal substância tem determinada ação. Por causa dessa ação requer-se muito cuidado por parte daquele que a usa. Precisa-se acabar com o mito de que o natural não faz mal e que se o chá não curar também não vai matar.

Precaução
Toda planta que tem contraindicação na gestação (gravidez) quase sempre tem ação abortiva, e toda planta com ação abortiva oferece a pessoa que faz uso dela risco de morte ou sequelas graves para o resto da vida.
Algumas plantas mesmo sendo usadas em sua dose recomendada, porém, com uso acima de 10 dias, podem causar: hipertrofia em algum órgão, intoxicação medicamentosa, efeito colateral, ou outra reação qualquer, que até o momento é desconhecida.
Pessoa em tratamento de desintoxicação etílica não deve utilizar tintura alcoólica.

Secretaria de Estado de Saúde do Estado do Rio de Janeiro

Ato do Secretário

RESOLUÇÃO SES/RJ Nº 1757 DE 18 DE FEVEREIRO 2002

> CONTRAINDICA O USO DE PLANTAS MEDICINAIS NO ÂMBITO DO ESTADO DO RIO DE JANEIRO E DÁ OUTRAS PROVIDÊNCIAS.

O SECRETÁRIO DE ESTADO DE SAÚDE, no uso de suas atribuições legais e considerando:

O disposto no artigo 265 do Decreto nº 1754 de 14/03/1978; considerando ainda:

O potencial tóxico, teratogênico e abortivo de diversas espécies vegetais medicinais;

A conclusão do levantamento bibliográfico em literatura científica sobre algumas espécies medicinais contraindicadas no período de gestação e lactação, realizado pelo Programa Estadual de Plantas Medicinais/PROPLAM, desta Secretaria;

A necessidade de assegurar qualidade, segurança e eficácia para o uso terapêutico de plantas medicinais;

A necessidade de esclarecer à população em geral, e aos profissionais de saúde em particular, sobre os riscos do uso indiscriminado de espécies medicinais;

Que gestantes e lactantes constituem grupo populacional que culturalmente recorre ao uso de plantas medicinais.

RESOLVE:

Art. 1º - Contraindicar o uso interno de drogas vegetais medicinais, em geral, durante o 1º trimestre de gestação e lactação, cujos estudos toxicológicos não estejam concluídos;

Art. 2º - Contraindicar o uso interno das drogas vegetais medicinais, relacionadas no anexo único desta Resolução, tendo em vista os estudos referenciados.

Rio de Janeiro, 18 de fevereiro de 2002.

GILSON CANTARINO O'DWYER
Secretário de Estado de Saúde

Lista de Fitoterápicos por Indicação Médica

O Ministério da Saúde, através do seu órgão fiscalizador ANVISA, adotou uma política nacional que propôs a elaboração de regulamentação específica para a produção pública de fitoterápicos.

Fitoterápico	Exigência da vigilância sanitária
Uva-ursi – *Arctostaphylos uva-ursi* Spreng	Venda sob prescrição médica
Gotu kola – *Hydrocotile asiatica* L.	Venda sob prescrição médica
Cimicífuga – *Cimicifuga racemosa* (L.) Nutt.	Venda sob prescrição médica
Echinácea – *Echinacea purpurea* Moench	Venda sob prescrição médica
Ginkgo – *Ginkgo biloba* L.	Venda sob prescrição médica
Hipérico – *Hypericum perforatum* L.	Venda sob prescrição médica
Kava-kava – *Piper methysticum* Forest	Venda sob prescrição médica
San Palmeto – *Serenoa repens* Bartram	Venda sob prescrição médica
Tanaceto – *Tanacetum parthenium* Sch. Bip.	Venda sob prescrição médica
Valeriana – *Valeriana officinalis* L.	Venda sob prescrição médica

Esta é a lista dos medicamentos fitoterápicos de registro simplificado que só podem ser indicados por médicos.

Legislação em vigilância sanitária
Instrução normativa nº 5 de 11 de dezembro de 2008.

Observação: na forma de droga seca para fazer infusão ou decocção (chá) essas plantas podem ser recomendadas por profissionais não médicos.

O objetivo deste livro é orientar o leitor no que diz respeito à saúde. Mas, jamais substituir o médico. Há um fator muito importante a ser salientado: a sintomatologia das doenças. Por ser semelhante em muitos casos, o leigo não tem como identificá-la. Recomenda-se, pois, ao leitor procurar o médico nos casos mais graves e por período prolongado de tratamento.

Bibliografia de Apoio

ALONSO, J. R. *Tratado de fitomedicina: bases clínicas y farmacológicas.* Buenos Aires: Iris, 1998.

ALONSO, J.; DESMARCHELIER, C. *Plantas medicinales autóctonas de la Argentina: bases científicas para su aplicación en atención primaria de la salud.* Buenos Aires: Fitociencia, 2006.

CARVALHO, D. A. *Sistêmica vegetal: pteridófitas, gimnospermas, angiospermas.* Lavras: UFLA, 2001.

CORRÊA, M. P. *Dicionário das plantas úteis do Brasil e das exóticas cultivadas.* v. I. São Paulo: Brasiliana, 1984.

CRUZ, G. L. *Dicionário das plantas úteis do Brasil.* 3ª ed. São Paulo: Civilização Brasileira, 1985.

CUNHA, A. P.; da SILVA, A. P.; ROQUE, O. R. *Plantas e produtos vegetais em fitoterapia.* Lisboa: Fundação Calouste Gulbenkian, 2003.

DICIONÁRIO MÉDICO ILUSTRADO DORLAND. 28ª ed. São Paulo: Manole, 1999.

ELDIN, S.; DUNFORD, A. *Fitoterapia: na atenção primária à saúde.* São Paulo: Manole, 2001.

GOLDMAN, L.; AUSIELLO, D. *Cecil tratado de medicina interna.* 22ª ed. Rio de Janeiro: Elsevier, 2005. v. I e II.

HERTWIG, I. F. V. *Plantas aromáticas e medicinais.* São Paulo: Icone, 1986.

HOSTETTMANN, K.; QUEIROZ, E. F.; VIEIRA, P. C. *Princípios ativos de plantas superiores.* São Carlos: UFSCar, 2003.

ÍNDICE TERAPÊUTICO FITOTERÁPICO. Petrópolis, RJ.: EPUB, 2008.

OLIVEIRA, F.; AKISSUE, G. *Fundamentos de farmacobotânica.* São Paulo: Manole, 1993.

SCHULZ, V. et. al. *Fitoterapia racional: um guia de fitoterapia para as ciências da saúde.* São Paulo: Manole, s.d.

SCOLNIK, J. *Cura pela medicina naturista.* 9ª ed. São Paulo: Cultrix, 1993.

SIMÕES, C. M. O. et al. (org.). *Farmacognosia: da planta ao medicamento.* 6ª ed. Porto Alegre: UFRGS; Florianópolis: UFSC, 2007.

STEDMAN DICIONÁRIO MÉDICO. 27ª ed. Rio de Janeiro: Guanabara Koogan, 2003.

TAVARES, J. C. *Livrando-se da doença e mudando de vida.* 2ª ed. Belo Horizonte: Riviera, 1994.

_____. *A cura através das plantas e dos produtos naturais.* Belo Horizonte: Riviera, 1996.

Sumário do Nome Científico das Plantas Medicinais

Abuta grandifolia (Mart.) Sandwith... 7
Achillea millefolium L.. 8
Achyrocline satureoides (Lam.) De Candolle 9
Aconitum napellus L.. 10
Adiantum capillus-veneris L. 11
Adonis vernalis L... 12
Aesculus hippocastanum L... 13
Ageratum conyzoides Linné 13
Allium cepa L... 14
Allium sativum L... 15
Aloe vera L.. 16
Aloysia citriodora Palau 17
Anadenanthera peregrina (L.) Spreng...................................... 18
Anemopaegma mirandum (Chamisso) Alph. De Candolle........ 18
Anona muricata L.. 19
Anthemis nobilis L... 20
Apodanthera smilacifolia Cogniaux 21
Apuleia ferrea Martius 22
Archangelica officinalis Hoffmann 23
Arctium lappa L... 24
Arctostaphylos uva-ursi Sprengel 25
Arenaria rubra L.. 26
Aristolochia cymbifera Martius.. 26
Aristolochia ridicula Brow... 27
Arnica montana L.. 28
Artemisia absinthium L... 29
Artemisia vulgaris L... 30
Atropa belladona L.. 31
Baccharis trimera (Less.) De Candolle 32
Banisteria argyrophylla A. Juss.. 33
Baptisia tinctoria L.. 34
Bauhinia forficata Link.. 35

Bixa orellana Hubber 36
Boerhavia hirsuta Willdenow 37
Borreria centhantroides Chamisso et Schlechtendal 37
Bowdichia virgilioides Humboldt 38
Brosimopsis acutifolium (Huber) Ducke 39
Brunfelsia hopeana (Hook) Bentham 39
Bryonia dioica Jacq 40
Bryophyllum calycinum Salisb 41
Bursera leptophleos (Mart.) Engl 42
Calendula officinalis L 42
Camellia sinensis (L.) O. Kuntze 43
Carapa guianensis Aubl 44
Carbo activatus 45
Cariniana brasiliensis Casaretto 45
Casearia sylvestris Swartz 46
Cassia augustifolia Vahl 47
Cassia occidentalis L 48
Cayaponia tayuya (Matius) Cognieux 49
Cayaponia trilobata Cognieux 50
Cecropia hololeuca Miquel 51
Centella asiatica (L.) Urban 52
Cephaelis ipecacuanha A. Rich 53
Ceratonia siliqua L 54
Cereus giganteus Engelm. 55
Chelidonium majus L 56
Chenopodium ambrosioides L 56
Chicorium endivia L 57
Chicorium intybus L 58
Chondodendron platyphyllum (Saint-Hilaire) Miers 59
Cochlearia officinalis L 60
Coffea arabica L 60
Convallaria majalis L 61
Convolvulus operculina Gomes 62
Copernicia Cerifera Martius 63
Coronopus Didymus (L.) Smith 64
Costus spicatus Swartz 64
Crataegus oxyacantha Jacq 65
Croton campestris Saint-Hilaire 66
Croton fulvum Martius 67
Cucurbita maxima Duchesne 68
Cuphea balsamora Cham. et Schlecht 69
Cupressus sempervirens L 70

Curcuma longa L.	70
Cymbopogum citratus (DC.) Stapf.	71
Cymbopogum nardus (L.) Rendle	72
Cynara scolymus L.	73
Desmodium adscendens (Sw.) DC.	74
Dialium ferrum	75
Digitalis purpurea L.	75
Dorstenia multiformis Miquel	76
Drimys winteri Forster.	77
Echinodorus macrophyllus Micheli	78
Elephantopus scaber L.	79
Elettaria cardamomum (Roxburgh) Maton.	79
Equisetum arvense Linné.	80
Erysimum officinale L.	81
Erythraea centaurium Rafin.	82
Erythrina mulungu Martius	82
Eucalyptus globulus Labillardière	83
Eugenia edulis Vell.	84
Euphorbia tirucalli Mill.	85
Euphrasia officinalis L.	86
Exogonium purga (Wend.) Bentham.	86
Filipendula ulmaria (L.) Maxim.	87
Foeniculum vulgare Mill.	88
Fucus vesiculosus L.	89
Gentiana lutea L.	90
Ginkgo biloba L.	90
Glycyrrhiza glabra L.	92
Gossypium hirsutum L.	92
Guaiacum officinale L.	93
Hamamelis virginiana L.	94
Harpagophytum procumbens De Candolle ex. Meissner	95
Hibiscus sabdariffa L.	96
Hydrastis canadensis L.	97
Hymenaea courbaril L.	98
Hypericum perforatum L.	98
Illicium verum Hooker Filius.	100
Indigofera anil L.	100
Jacaranda caroba (Vellozo) De Candolle.	101
Jacaranda decurrens Cham.	102
Jasminum officinalis L.	102
Juglans regia L.	103
Lantana camara L.	104

Lavandula augustifolia Miller 105
Lepidium sativum L. 106
Linum usitatissimum L. 107
Lobelia inflata L. 107
Luffa operculata (L.) Cogn. 108
Lycopersicum esculentum L. 109
Malva sylvestris L. 110
Matricaria chamomilla Linné 111
Maytenus ilicifolia Martius 112
Medicago sativa L. 113
Melissa officinalis L. 114
Mentha piperita Linné 115
Mentha pulegium L. 116
Mikania glomerata Sprengel 116
Mikania hirsutissima De Candolle 117
Mikania setigera Schultz 118
Mirabilis jalapa L. 119
Momordica charantia L. 120
Myrcia sphaerocarpa De Candolle 121
Myrciaria dubia (H.B.K.) Mc Vough 122
Myristica bicuhyba Schott 122
Myristica fragrans Houttuyn 123
Myrospermum erytroxilon Fr. 124
Nasturtium officinalis Robert Brown 125
Ocimum basilicum L. 126
Olea europaea L. 126
Origanum vulgare L. 127
Panax ginseng C. A. Mayer 128
Parapetalifera betulina (Thunberg) Farwell 129
Parietaria officinalis L. 130
Passiflora alata Dryand 131
Passiflora incarnata L. 132
Paullinia cupana Kunth 132
Peireskia grandifolia Haworth 133
Peltodon radicans Pohl. 134
Persea americana Miller 135
Petiveria alliacea L. 136
Peumus boldus Molina 136
Pfaffia glomerata (Sprengel) Petterson 138
Pfaffia paniculata (Mart.) Kuntze 138
Pfaffia stenophylla Sprengel 139
Phyllanthus niruri L. 140

Physostigma venenosum Balfour 141
Picrolemma pseudocoffea Ducke 142
Pilocarpus jaborandi Holmes 142
Pimpinella anisum L. 143
Piper aducum L... 144
Piper cubeba L... 145
Piper methysticum Forster 145
Piper umbellatum L. 146
Piptadenia colubrina Bentham. 147
Plantago major Linné 148
Plantago psyllium L. 149
Plumeria lancifolia Müller Argoviensis. 150
Polygonum acre (Humboldt) Bompland et Kunth. 152
Polypodium lepidopteris L. 152
Portulaca oleracea L. 153
Pouteria caimito (Ruiz et Pav.) Raldk. 154
Primulla officinalis (L.) Hill... 155
Prunus spinosa L. 155
Ptychopetalum olacoides Benth... 156
Quassia amara L... 157
Renealmia exaltata L... 158
Rhamnus catharticus L... 158
Rhamnus purshiana De Candolle 159
Rheum palmatum L... 160
Rosmarinus officinalis Linné. 161
Ruta graveolens L... 162
Saccharomyces cerevisae Meyen ex. E. C. Hansen 163
Salacia brachypoda (Miers.) Peyritsch 164
Sambucus nigra L... 164
Saponaria officinalis L... 166
Sassafras sassafras (L.) Karsten 167
Schinus terebinthifolius Raddi. 167
Selenicereus grandiflorus L... 168
Silybum marianum (L.) Gaertner. 169
Simaruba officinalis L... 170
Smilax papyracea Poiret 171
Solanum dulcamara L... 171
Solanum paniculatum L... 172
Solidago microgrossa De Candolle 173
Spirulina maxima Setch. ex. Garner 174
Statice brasiliensis Boissier 175
Struthanthus marginatus (Desrousseaux) Blume. 176

Strychnos nux-vomica L. 176
Stryphinodendron barbatiman Martius 177
Symphytum officinale L... 178
Syzygium jambolanum De Candolle 179
Tabebuia avellaneadeae Lorenz ex. Grisebach................................ 180
Tabebuia chrysotricha (Mart. ex. DC.) Standl. 181
Tanacetum parthenium Sch. Bip. 181
Taraxacum officinale Weber.. 183
Theobroma cacao L. 184
Tropaeolum majus L. 185
Turnera ulmifolia L... 186
Uncaria tomentosa (Willd. ex. Roem. & Schult.) De Candolle 186
Vaccinium myrtillus L. 187
Valeriana officinalis L. 188
Vernonia condensata Baker... 189
Vernonia polyanthes Less. 190
Veronica officinalis L. 191
Vicia faba L. 191
Viola odorata L. 192
Viola tricolor L. 193
Vitis vinifera L. 194
Waltheria douradinha Saint-Hilaire 195
Zanthoxylum tinguassuiba Saint-Hilaire 196
Zea mays L. 196

Índice do Nome Científico dos Cremes

Creme de Abuta grandifolia. 199
Creme de Adiantum capillus-veneris . 199
Creme de Aesculus hippocastanum. . 200
Creme de Ageratum conyzoides. 201
Creme de Aloe vera 201
Creme de Apodanthera smilacifolia. . 202
Creme de Apuleia ferrea. 202
Creme de Arctium lappa 203
Creme de Aristolochia cymbifera. . . . 203
Creme de Aristolochia ridicula 204
Creme de Arnica montana. 205
Creme de Artemisia absinthium. 205
Creme de Bixa arborea 206
Creme de Bowdichia virgilioides 206
Creme de Brosimopsis acutifolium . . 207
Creme de Brunfelsia hopeana 207
Creme de Bryophyllum calycinum. . . 208
Creme de Calendula officinalis 208
Creme de Carapa guianensis 209
Creme de Casearia sylvestris. 210
Creme de Cassia occidentalis 210
Creme de Cayaponia tayuya 211
Creme de Cecropia hololeuca 211
Creme de Croton campestris. 212
Creme de Croton fulvum 213
Creme de Cuphea balsamora 213
Creme de Curcuma longa. 214
Creme de Cymbopogum nardus. 214
Creme de Cynara scolymus 215
Creme de Echinodorus macrophyllus. 215
Creme de Elephantopus scaber 216
Creme de Equisetum arvense 216
Creme de Foeniculum vulgare 217
Creme de Gossypium hirsutum 217
Creme de Hamamelis virginiana 218
Creme de Hydrastis canadensis 219
Creme de Juglans regia. 219
Creme de Lavandula augustifolia 220
Creme de Malva sylvestris 220
Creme de Melissa officinalis 221
Creme de Mikania glomerata 221
Creme de Mikania hirsutissima 222
Creme de Mikania setigera 223
Creme de Mirabilis jalapa 223
Creme de Momordica charantia. 224
Creme de Myristica bicuhyba 224
Creme de Myristica fragrans. 225
Creme de Nasturtium officinalis 225
Creme de Ocimum basilicum 226
Creme de Olea europaea 226
Creme de Origanum vulgare 227
Creme de Parietaria officinalis 227
Creme de Passiflora incarnata 228
Creme de Peireskia grandifolia. 229
Creme de Peltodon radicans 229
Creme de Phyllanthus niruri 230
Creme de Piper aducum. 230
Creme de Piper cubeba. 231
Creme de Piper umbellatum 231
Creme de Plantago major. 232
Creme de Polygonum acre. 232
Creme de Portulaca oleracea 233
Creme de Ruta graveolens 234
Creme de Sambucus nigra. 234
Creme de Saponaria officinalis. 235
Creme de Smilax papyracea 236

Creme de Solanum dulcamara 236
Creme de Solanum paniculatum 237
Creme de Solidago microgrossa 237
Creme de Stryphnodendron barbatiman 238
Creme de Symphytum officinale 238
Creme de Tabebuia avellaneadeae ... 239
Creme de Tabebuia chrysotricha 240
Creme de Taraxacum officinale 240
Creme de Tropaeolum majus 241
Creme de Uncaria tomentosa 242
Creme de Valeriana officinalis 242
Creme de Viola odorata 243
Creme de Viola tricolor............. 243
Creme de Waltheria douradinha 244